TRAITEMENT

DE LA

MALADIE VÉNÉRIENNE.

TRAITEMENT

DE LA

MALADIE VÉNÉRIENNE,

SANS EMPLOYER LES FRICTIONS MERCURIELLES,

NI AUCUNE SUBSTANCE CORROSIVE;

MÉTHODE NOUVELLE et éprouvée pour la guérison radicale de tous les symptômes les plus invétérés, tels que *certaines Gonorrhées virulentes*, *tumeurs*, *abcès*, ou *ulcères vénériens*, &c.

SUIVI

De la Définition sommaire des causes et des signes de cette maladie, avec l'indication du remède reconnu le plus efficace pour en détruire le vice radical.

PAR M. CHARLES-LOUIS-JEAN MARIE,
Docteur-Médecin.

A PARIS,
Chez L'AUTEUR, rue Notre-Dame-des-Victoires, n°. 40.

1812.

TRAITEMENT
DE LA
MALADIE VÉNÉRIENNE.

CHAPITRE PREMIER.

Plan de ce Traitement.

LA maladie dont nous allons nous occuper, a été appelée contagion vénérienne, soit parce qu'elle a pris naissance, comme on le dit, dans les plaisirs de Vénus, soit parce qu'ils ont servi à la renouveler et l'entretenir jusqu'à ce jour. Nous n'examinerons pas si elle nous est venue de Naples ou des côtes de l'Hesperie, si elle a été importée chez nous à l'aide du vent du couchant, ou de celui du midi. De pareilles questions sont inutiles et sans fruit pour le but que nous voulons atteindre; nous n'avons donc pas jugé à propos de consumer un temps considérable à la recherche et à la solution de ces vaines et oiseuses questions, ou d'autres semblables. Nous ne voulons d'autre guide que l'étude, une expérience approfondie, surtout beaucoup de droiture et de sincérité. Nous toucherons légèrement, autant qu'il sera en notre pouvoir, mais avec exactitude, tout ce qui aura un rapport direct à notre but : nous ne proposerons au lecteur, que les objets les plus importans dont la preuve nous est acquise. Nous passerons sous silence tout le reste, sans rien blâmer ni approuver.

Effets de cette maladie.

Cette cruelle maladie, toujours féconde, engendre tous les jours une postérité nombreuse et redoutable des maladies de peau et des accidens extérieurs; la chûte des poils, les affections galeuses, ou dartreuses érysipélateuses ou exanthémateuses de différentes espèces, des dartres confluantes, les poireaux, les ulcères, les abcès, et une foule d'accidens semblables dans l'intérieur du corps, les douleurs profondes dans les muscles, dans les articulations, dans la moële des os, dans le cerveau et ses méninges; et ces douleurs sont bientôt suivies de la carie des os, de l'érosion, de la contraction ou de la corruption des parties internes. Un censeur plus exact, ou si l'on veut plus *minutieux*, classera si bon lui semble, ces accidens, et les divisera par genres et espèces. Quant à nous, sans nous arrêter à ces distinctions inutiles et fatiguantes, nous allons en rechercher la cause principale.

CHAPITRE II.

Quelles sont les causes qui produisent cette Maladie, et le foie en est-il le foyer, ainsi que l'ont pensé la plupart des Médecins ?

TOUT le monde convient que l'esprit humain est presque toujours en défaut, lorsqu'il veut s'attacher à assigner par leurs degrés toutes les causes générales et dernières des choses naturelles. En suivant ce principe, je croirai avoir assez fait, si je puis présenter seulement l'image de la cause de cette maladie; mais d'une manière assez parfaite pour qu'elle puisse servir de guide au médecin pendant le traitement; et négligeant toute question purement curieuse, je porterai toute mon attention aux questions utiles.

Causes de maladie.

La cause de cettte maladie est donc dans le sang infecté par un suc vicié, qui lui est transmis par une contagion dont la source principale est dans les plaisirs de Vénus. Cette dangereuse contagion, l'ouvrage d'hommes trop adonnés à leurs plaisirs, et qui se propage maintenant par la passion pour les femmes, peut encore se contracter par l'alaitement, les baisers, le contact long ou fréquent avec un corps malade, l'usage commun des mêmes habits, ou des mêmes vases, et alors le mal se déclare d'abord aux parties qui ont été infectées par le contact, ou aux parties voisines qui se trouvent plus disposées à recevoir la contagion ; si donc la maladie est la suite d'un commerce impur et de la fréquentation des personnes atteintes de cette maladie, les premiers symptômes se manifestent à la verge, au gland, au prépuce, au vagin, à l'anus ; si elle est contractée par l'alaitement, les baisers ou par l'usage des vases qui auront servi à un malade, alors, les lèvres, la langue, l'intérieur des mâchoires, les gencives, le gosier ou le palais sont d'abord attaqués. Si la maladie a pour cause le contact réitéré de tout le corps ou un trop long usage des habits d'un malade, elle se déclare au gosier, aux lèvres, ou aux gencives, et ne gagne qu'après un long intervalle,

A quelle partie du corps elle s'attache principalement.

la peau du dos ou des membres dont l'épaisseur lui oppose plus de résistance. Dans le premier âge, les premiers germes de la maladie se portent à l'anus, au *scrotum*, aux *lèvres*, ou au *gosier*. Mais ils ne se manifestent pas aussitôt après le contact comme dans ceux qui les contractent par un commerce impur, par la succion du lait ou les baisers : la différence est que, selon que nous l'avons déjà observé, le virus fait des ravages plus prompts sur les parties du corps tendres et recouvertes d'une peau mince, et infecte plus tard les parties protégées par une peau plus épaisse. Mais dès qu'une partie du corps à reçu les germes de la contagion, bientôt, semblable à un feu caché, elle s'insinue et se répand par tout le corps.

Peut-être quelqu'un demandera-t-il (et cette question n'est pas déplacée), s'il est possible de donner ou d'établir une indication quelconque d'après laquelle on puisse connoître parfaitement la forme de cette maladie. Je ne pense pas que personne jusqu'à ce jour ait pu en donner seulement un signalement exact, bien loin qu'on puisse l'assigner parfaitement et à découvert. Quoique, comme nous l'observerons bientôt, dif-

La forme propre est inconnue.

férents auteurs se soient occupés sous plusieurs rapports de cette question, et l'aient très-longuement discutée. Comment donc, dira-t-on, sans en connoître parfaitement la forme propre et particulière, pourra-t-on parvenir à vaincre cette maladie? Le défaut de cette connoissance ne met point d'obstacle à la guérison.

Dites-moi comment le pilote d'un vaisseau, sans connoître les formes ou si vous voulez, les causes des vents, parvient-il à présenter les voiles de son navire aux vents favorables, comment les resserre-t-il dans les vents contraires, comment prévoit-t-il plusieurs heures d'avance les changemens qu'ils doivent éprouver. Si vous voyez un feu allumé qu'il soit en votre pouvoir d'éteindre, avez vous besoin pour arriver à la connoissance des moyens de l'éteindre et d'en détruire l'action, de connoître auparavant sa nature propre et la première cause qui a développé son activité? Il vous suffira sans doute, de savoir d'abord, ce que le bon sens seul sans l'expérience démontre, que la flamme par sa nature, agit toujours suivant ses forces, sur la matière qu'on lui expose immédiatement, d'abord sur celle qui se trouve plus voisine d'elle, ou plus inflammable, et ensuite sur toutes les autres; avec le temps et le secours de l'expérience, on a découvert différens moyens de l'éteindre, soit en versant sur la flamme une quantité considérable d'eau ou de toute autre liqueur; soit en l'étouffant ou en séparant et dispersant les matières qui lui servent d'aliment. Ces moyens et un grand nombre d'autres, sont employés journellement avec succès par des hommes qui ne connoissent pas la nature du feu, et n'ont jamais cherché à savoir s'il est spiritueux ou si c'est une fumée enflammée.

Raisonnons de même par rapport à la maladie qui fait le sujet de ce traité. Il faut que le médecin sache que cette contagion agit sur le corps humain en viciant d'abord les humeurs et ensuite les parties plus solides, et pour prévenir, arrêter, diminuer et détruire son action, une pratique exacte et raisonnée nous a fourni divers secours, sans que sa forme spéciale ait cessé de demeurer inconnue. Mais voyons maintenant ce qu'ont pensé les médecins à ce sujet et sur le foyer de la maladie.

Germes de la maladie suivant l'opinion des autres auteurs.

Le plus grand nombre, sans s'embarrasser de la forme propre de la contagion, s'efforcent de désigner le sujet seulement qui sert d'aliment au mal, et qui l'entretient. Les uns indiquent une humeur aqueuse, lymphatique, visqueuse, et leur preuve est l'excrétion abondante de cette humeur, soit par les selles, soit par la salivation qu'ils ont observée dans les maladies guéries par l'usage du mercure ou des remèdes évacuans. D'autres désignent une humeur atrabilaire jaune, parce qu'ils ont vu des malades tourmentés d'ulcères livides et corrodants, d'érysipèles ou d'autres accidens pareils. Un autre, la bile noire à cause des tumeurs squirrheuses, des ulcères corrodans mais calleux, des exostoses et de la carie des os. Selon quelques-uns, cette maladie est un véritable prothée qui change à chaque instant les traits de son visage. C'est un bouffon qui sourit toujours au vainqueur; mais elle n'en détruit pas moins toutes les espèces d'humeur dans le corps du malade. Cette opinion est fondée sur les symptômes différens et presque contraires qui se sont manifestés non-seulement sur des corps différens, mais sur le même malade et dans le même temps. Une enflure œdémateuse par exemple, ou autre accident semblable, et dans la partie voisine un érysipèle ou une dartre vive et rongeante. D'autres auteurs contemplant des bords du rivage les plages inconnues d'une mer orageuse qu'ils laissoient aux autres le soin de traverser, se sont hâtés, sans s'arrêter à toutes ces questions d'aborder sur le champ (peut-être d'une manière trop sèche), le traitement et la cure de la maladie.

Sa forme selon Montanus.

Montanus, qui a osé entreprendre la solution de ces questions, lui a assigné une forme qui est plutôt un être de raison qu'une chose réelle. Cette forme est, dit-il, une chaleur et une sécheresse dépourvue de toute matière, mais qui s'en procure une avec le temps, lorsqu'elle s'est fixée sur le *foie*. Mais soit dit sans offenser les auteurs qui ont soutenu ces opinions diverses, ils n'ont considéré la chose que superficiellement, en assignant à tous les accidens une cause du même genre. Qui pourra prouver qu'une intempérie quelconque peut se contracter par contagion, sans aucune matière? Quel homme de bon sens osera accorder ce principe? Comment cette intemperie se communiquera-t-elle au foie sans un sujet qui l'y conduise? C'est, dit-il, à un virus que cette in-

Raisonnons contre Montanus et ses sectateurs.

tempérie s'attache, mais n'est-ce qu'une pure qualité sans sujet? Il est cependant nécessaire que ce qui existe dans les régions sublunaires, ou soit un corps ou soit attaché à un corps. Nous ne pouvons pas dire non plus que la cause de l'aliment de cette maladie soit une chaleur jointe à une matière sèche; car dans cette hypothèse, toutes les affections, tous les symptômes seroient du même genre, ne différeroient en rien les uns des autres que par le plus ou le moins d'intensité; tout agent qui est un dans son principe et son action, ne peut par sa nature et son essence, rien produire qui ne soit un dans ses effets. Tous les symptômes seront donc pour ainsi dire, enflammés, les membres deviendront secs et arides lorsqu'une intempérie de cette nature dominera. Mais presque tous les principes de cette contagion portent un caractère de putridité, et l'opinion que nous combattons est encore repoussée par les tumeurs indolentes et d'un long cours, par les douleurs sourdes dont les malades sont fréquemment attaqués, ce qui prouve invinciblement la prédominance, non pas d'une chaleur séche, mais plutôt d'une humeur *ichoreuse* et lymphatique visqueuse. Nous n'accorderons pas non plus qu'une humeur particulière quelconque soit l'aliment particulier de cette contagion, mais nous le trouverons plutôt dans la masse entière du sang, c'est-à-dire, pour parler plus juste, dans un virus reçu d'abord dans les veines, et qui pénètre bientôt les parties solides. Mais comme cette mixtion du sang est de différente espèce, elle n'est pas indifférente à connoître pour les différents changements qu'elle doit éprouver. Le bon sens lui-même prouve que le sang entraîne dans sa masse une partie de l'humeur ichoreuse, même de la bile des deux espèces : mais cette dernière, moins abondante que les précédentes, ne se laisse pas apercevoir aussi clairement. Ces humeurs s'éloignent de la proportion qui convient à la chaleur naturelle, suivant qu'elles deviennent moins propres à se changer en alimens. Les humeurs âcres, non-seulement ne peuvent nourrir, mais pour peu qu'elles séjournent plus qu'il n'est convenable, elles brûlent et dessèchent tout le sang auquel elles se trouvent mêlées. Quant à l'autre liqueur, l'humeur ichoreuse, ce n'est pas le lieu d'examiner ici si elle est ou n'est pas propre à la nutrition,

Quel est véritablement le germe producteur.

Mais en supposant qu'elle ne nourrit pas, elle peut cependant conserver plus long-temps le corps sans alimens, pourvu qu'elle ne contracte point de putridité, parce qu'elle ne consume pas les sucs nourriciers et ne les altère pas facilement. Cette humeur est semblable à l'eau de source dans laquelle, pourvu que la respiration ne soit pas interceptée, les animaux vivront plus long-temps sans aliment, que si on les forçoit à vivre dans l'eau salée ou dans un air sec et chaud. Mais, de toute la mixtion qui coule dans les veines, la plus favorable pour l'animal, est la partie qui sert à sa nourriture, et cette partie est le sang. C'est donc à sa conservation que la nature s'attache avant tout. Lorsqu'elle se trouve incommodée par sa trop grande abondance, elle en rejette une partie, dans les enfans, par les narines, dans les femmes, par la matrice, et a soin de répandre tout le reste dans les différentes parties du corps, où il est à propos de croire qu'il subit une transmutation qui forme d'abord le sang lui-même, bientôt après les parties charnues et nerveuses et enfin les os. De ces principes, nous pouvons conclure que le corps humain (l'expérience n'a rien démontré sur celui des autres animaux), est le sujet de cette maladie comme il l'est de toutes les autres. Les humeurs en sont le foyer, et d'abord celles qui sont d'une utilité moins essentielle. Ainsi le corps combustible est le sujet du feu ; mais ce sujet étant hétérogène, le feu n'agit pas aussi promptement sur l'un que sur l'autre. Si donc il ne se rencontre aucun empêchement, une torche ou un pin s'enflammera plutôt qu'un buis ou un chêne, un bois sec plutôt qu'un bois verd, la thérébentine plutôt que la torche ou le pin, la matière voisine du feu plutôt que celle qui s'en trouve éloignée. L'expérience nous apprend que cette funeste contagion agit sur le corps humain, précisément de la même manière que le feu sur les matières combustibles. Si donc on veut désigner une seule humeur en particulier, comme le sujet sur lequel elle exerce son action, cette opinion sera bientôt reconnue fausse et insoutenable. Il suffira pour cela de démontrer les ravages exercés sur les parties solides, de faire observer qu'elle corrompt également les autres humeurs et les symptômes opposés et même contraires qui se manifestent fréquemment sur le corps des malades. Tant qu'il reste donc quelque espérance fondée de guérir de la maladie, on ne peut pas dire que toute la masse du sang soit corrompue.

Son foyer n'est pas dans le foie. Sentiment opposé à tous les auteurs.

Le foie n'est pas non plus le foyer dans lequel se fixe et se conserve le germe de cette maladie ainsi que l'a pensé Montanus, dont presque tous les auteurs ont adopté le sentiment. Ils ont fondé cette doctrine sur le principe qu'il ne peut y avoir aucune chaleur, aucun froid excessif dans le corps d'un animal, aucun dérangement dans la température des humeurs, qui ne proviennent d'un dérangement semblable opéré dans quelque membre principal, qui alors devient l'agent par lequel il se communique à tous les autres, de la même manière que les individus sont produits par leur forme; mais un examen sérieux et bien fait de toutes les circonstances nous aura bientôt prouvé qu'il en est autrement. Peut-être ne sera-t-il pas hors de propos dans cette question, comme dans les autres qui pourront se présenter, de rapeller ici le sentiment de Montanus, et les raisonnemens dont il l'appuie, puisque ce sentiment est fortifié du suffrage du plus

grand nombre des médecins. Nous examinerons ensuite en peu de mots s'il a les caractères de vérité, seuls propres à opérer la conviction : car, si les raisonnemens qui servent de rempart à l'une des deux opinions, se trouvent réfutés victorieusement par l'autre, il sera bien aisé de décider de quel côté doit pencher la balance. Voici de quelle manière cet auteur s'exprime : « La nature de cette ma-
» ladie ou son essence est, dit-il, une
» mauvaise intempérie, chaude et sé-
» che, que le foie contracte par conta-
» gion, sans matière d'abord; mais avec
» le temps une matière qui y est jointe,
» attaque la substance de ce viscère.
» Or, voici de quelle manière cette ma-
» tière se forme par contagion. Lors-
» qu'un homme a eû un commerce
» avec une femme attaquée de cette
» maladie, elle lui communique un
» certain virus dans lequel existe cette
» mauvaise qualité. Elle se fixe d'abord
» ou à la bouche ou aux parties de la
» génération, ou à la matrice de la
» femme, ou intérieurement sur les
» grandes ou petites lèvres de la partie
» génératrice de la femme, ou sur le
» gland ou le prépuce de l'homme,
» parce que la contexture de ces parties

» est lâche. Après cette première im-
» pression, elle gagne bientôt les petites
» veines, ensuite les veines plus consi-
» dérables, jusqu'à ce qu'elle parvienne
» au foie ; lorsqu'elle y est une fois ar-
» rivée, elle s'en empare, et altère sa
» température naturelle : de cette alté-
» ration du foie suit l'altération des hu-
» meurs contenues dans ce viscère, qui
» bientôt les transporte dans toutes les
» parties du corps pour servir à la nu-
» trition. Mais ces humeurs se trouvent
» de mauvaise qualité, les membres re-
» fusent de les recevoir, la nutrition se
» fait mal, et tout le corps se trouve
» d'abord inondé d'une surabondance
» d'excrémens. C'est pourquoi, etc. »
il ajoute un peu après : « Ce virus, par-
» ce qu'il est chaud et sec, pénètre fa-
» cilement, brûle et corrode, et il
« arrive de là que ceux qui on la chair
» molle et tendre, contractent plus fa-
» cilement cette maladie, que ceux
» dont la chair a une consistance plus
» serrée ; etc. » Il dit ensuite : » Cet ul-
» cère, (il faut entendre l'ulcère pro-
» duit par la contagion) transmet sa
» mauvaise qualité d'abord aux petites
» veines, ensuite aux veines plus consi-
» dérables, jusqu'à ce qu'il arrive au

» foie et en attaque la substance. Le
» foie ainsi ulcéré engendre un sang et
» des humeurs de la même qualité que
» l'intempérie dont il est atteint. » Il
ajoute un peu plus bas. » Il est un prin-
» cipe universellement reçu en méde-
» cine, que lorsqu'une mauvaise dispo-
» sition est également répandue par
» tout le corps, alors le principe natu-
» rel est vicié. De-là il suit que si le
» foie, organe principal de toutes les
» fonctions, est attaqué, il faut néces-
» sairement que tous les membres souf-
» frent, et que toutes les parties éprou-
» vent un dérangement considérable. »
Il dit enfin : « Ce qui prouve sans ré-
» plique qu'il en est ainsi, et que le
» virus se porte au foie, c'est que pres-
» que tous les malades deviennent livi-
» des et d'une couleur obscure. Leur
» visage et même toute la peau de leur
» corps perd la couleur de la santé. Ils
» deviennent tristes sans cause, quoi-
» qu'ils fussent gais auparavant. Cela
» est conforme à la doctrine de Galien,
» qui dit que la couleur de la peau in-
» dique toujours à l'extérieur l'humeur
» qui domine intérieurement, excepté
» que cette humeur ne soit fixée dans
» les parties les plus intérieures du

» corps. On doit donc attribuer la tris-
» tesse et la mélancolie des malades à
» la mauvaise qualité du sang. » Tel est l'esprit du sentiment de Montanus. Pour commencer donc l'examen de cette opinion par ses dernières assertions, est-ce donc une tristesse sans cause que celle qui vient de la mauvaise qualité du sang ? Si ceux qui sont attaqués de la maladie vénérienne, maladie toujours longue et grave, en conçoivent du chagrin, et qu'on n'y trouve pas un motif suffisant, quels seront donc ceux dont la tristesse aura une cause légitime; mais passons aux autres objets. La couleur de la peau est semblable aux humeurs ; ce principe est juste. La peau est jaune ou noirâtre, donc il faut reconnoître que l'une ou l'autre bile domine ; cette conséquence est encore juste. Donc le foie est attaqué ; mauvaise conclusion. En effet, il peut arriver que la bile se porte à la peau, et soit reçue dans le tissu cellulaire ; il peut même se faire qu'elle s'y forme, sans que la masse du sang en soit infectée. Nous en trouvons la preuve dans certaines inflammations, dans certains squirres particuliers, dans les malades attaqués de certaines jaunisses, des fiè-

vres quartes, ou d'affections mélancoliques, et même dans un grand nombre d'autres cas, dans lesquels il y auroit témérité évidente à vouloir démontrer une intempérie du foie, ou une corruption générale du sang. On peut nous citer ici ce passage de *Galien* : « La jau-
» nisse est ordinairement produite par
» trois affections du foie, le squirre,
» l'inflammation et l'obstruction ; » ou cet autre qui renferme à peu près le même sens : « Lorsque le sang est in-
» fecté de la jaunisse, la bile se trou-
» vant transportée des veines dans les
» canaux qui reçoivent la bile, soit qu'il
» y ait quelque obstruction dans les
» vaisseaux qui la transportent, soit
» qu'il y ait inflammation ou squirre,
» il est impossible que le sang puisse
» s'en délivrer entièrement, et qu'il
» n'entraine pas dans son cours la bile
» vers toutes les parties du corps. »

Quelle conclusion tirez-vous de ces passages ? Je ferai l'application de cette proposition, direz-vous, et je prouverai par là que toute affection ictérique suppose une effection du foie. A la bonne heure. Mais quelle affection ? Sera-ce l'obstruction de ce viscère ? mais ela ne prouveroit pas ce qu'ont avancé les adversaires : aussi, ni Montanus, ni aucun autre, n'ont, je pense, dit un seul mot de ce symptôme. Ils se sont bornés à avancer, que le foie est altéré par une cause *extérieure sèche et chaude*, qui produit un ulcère ; et que ce viscère ainsi ulcéré *produit ensuite un sang et des humeurs de la même qualité que l'intempérie qu'il a contractée.* Dites donc la chaleur de la peau a perdu sa fraîcheur, ou elle est bilieuse; donc, toute la masse du sang est infectée, donc le foie est atteint d'une intempérie sèche et chaude, d'un squirre ou d'un phlagmon. On veut bien vous accorder cette conséquence, quoiqu'elle soit erronnée Oserez-vous affirmer ensuite, ou par d'autres moyens plus péremptoires, que dans cette maladie, ces accidens arrivent nécessairement, ou le plus souvent, ou deux fois l'une, ou seulement quelquefois ? Il faut sans contredit en tirer l'une de ces conséquences. Prenez-les donc dans une juste balance, non pour avoir la gloire de vaincre nos adversaires, mais seulement par zèle pour la justice, par amour pour la vérité : Si le foie a contracté une intempérie sèche et chaude, il se dessèchera de la même manière qu'un membre atrophié. Si cela arrive, alors toute espérance disparoît non-seulement de rendre le malade à la santé, mais même d'artêter les progrès du mal. On peut en juger par la difficulté de guérir les membres qui se dessèchent. Ce n'est que rarement et avec un long travail qu'on y réussit. Cependant non-seulement nous soulageons les malades attaqués de la contagion vénérienne, mais même nous parvenons le plus souvent à une guérison parfaite; en outre, si, pendant la vie des malades, le foie étoit dans l'état où on le suppose, se remettroit-il en son état naturel après la mort ? J'ose cependant assurer que de tous les cadavres que j'ai ouverts, aucun ne m'a offert les accidens dont il est question : et je ne sais s'il est un seul médecin qui puisse dire avoir trouvé le foie altéré dans ceux qui sont morts attaqués de cette maladie. La sécheresse du foie n'étant pas prouvée, si vous voulez maintenant continuer à voir dans une affection de ce viscère, la cause des accidens qu'éprouvent les malades, serez-vous plus heureux en supposant un squirre ? Mais en a-t-on jamais vu qui ne soit accompagné de fièvres, de tensions, de pesanteur, *de dureté*, *de* douleur vers l'hypocondre droit? même de difficulté de respirer, et d'un grand nombre d'autres accidens qui en sont la suite ordinaire? mais nos malades ne se plaignent de rien de semblable. Il est donc démontré que rien ne prouve ici l'obstruction, la sécheresse ou le squirre. Voyons donc s'il y aura inflammation? Il le faut sans doute, puisque Montanus nous assure qu'il y a ulcère, et que dans aucune partie du corps, il ne peut se former d'ulcère sans inflammation. Le foie s'enflamme donc, et fait ensuite passer dans tout le corps, des humeurs qui portent le même caractère; mais pour se le persuader, il faut supposer un feu dépouillé de chaleur, ou un éclair sans lumière. Quelle est donc la partie du corps, pour peu qu'elle soit douée de sentiment, qui pourra être attaquée d'inflammation, sans qu'on y remarque ni enflure, ni tension, ni chaleur, ni aucun des symptômes plus ou moins graves dont elle est toujours accompagnée. Mais outre ces caractères ordinaires de toute inflammation, le foie en a-t-il jamais été attaqué, même dans la moindre de ses parties, sans que le malade ait éprouvé de plus une fièvre constante, une soif que rien ne peut éteindre, une grande difficulté de respirer, des ardeurs d'urine, une grande sécheresse à la bouche, et plusieurs autres symptômes très-graves. On en voit la preuve dans tous ceux qui, blessés au foie, périssent de la gangrène. Nous ne voyons cependant aucun de ces signes dans nos malades; mais si une blessure faite au foie, et toute récente dans un sujet jouissant d'une santé parfaite, ne se cicatrise jamais, ou au moins très-rarement, comment se flatter de guérir un ulcère produit par des sucs viciés dans le foie déjà malade : il n'y a pas lieu d'espérer que la nature elle-même opérera la guérison; car si dans l'état florissant de la santé elle succombe à une blessure, résistera-t-elle à un accident si grave, lorsqu'elle est déjà affoiblie par la maladie? Il y a peu d'ailleurs à compter sur les secours de l'art; car, pour arriver au rétablissement d'une partie du corps attaquée d'une intempérie et ulcérée, il faut, lorsque les sucs viciés sont épuisés, que cette partie en trouve une autre qui lui fabrique et lui fournisse de bons sucs; mais, si la masse du sang toute entière est corrompue, de quelle partie du corps le foie tirera-t-il des sucs de bonne qualité. Croyez-vous pouvoir, par les purgatifs et les saignées, détruire peu à peu le principe de la corruption? autant vaudroit s'amuser à tirer des portraits sur l'eau: le mauvais sang qui restera, corrompra toujours le nouveau; cependant les forces du malade déclinent toujours de plus en plus, et le mal s'accroît dans une proportion beaucoup plus forte. Si vous essayez d'enlever à la fois tout le mal, vous ne ferez autre chose que conduire le malade à son dernier jour. Cependant, me direz-vous, il est constant que rien n'est plus utile dans cette maladie que les purgations multipliées, accompagnées de quelques saignées. Cela est vrai, les unes et les autres sont même nécessaires; mais il faut les administrer avec méthode. Au reste, de quelque utilité que soient ces moyens pour corriger et même détruire la cause morbifique, il ne faut pas en conclure que la corruption est générale dans tout le corps et dans toute la masse du sang. Il vaudroit donc mieux ne point purger les malades. Au contraire il seroit très-dangereux de n'administrer aucun purgatif: nous le démontrerons tout à l'heure? Mais, me demanderez-vous, n'admettez vous ce principe général que lorsqu'un vice quelconque est également répandu dans tout le corps, il faut que le principe naturel soit vicié. Je conviens qu'il faudroit avoir perdu le bon sens pour contester un principe aussi évidemment incontestable. La conséquence qu'en tire Montanus est donc vraie ? Bien loin de là, elle est très-fausse ; car il la tire d'une fausse mineure de son syllogisme qu'il a soin de sous-entendre. Il est bien constant que si un vice quelconque est également répandu dans tout le corps, le même vice doit exister dans la partie principale comme la partie est contenue dans le tout. Mais ce qui n'est pas démontré, ce que Montanus ne démontrera jamais, c'est que dans les malades dont nous parlons, le vice soit également répandu par tout le corps. Mais, dira-t-on, le sang qu'on tire aux malades est entièrement vicié ; et d'ailleurs, à quelle autre cause qu'à une corruption générale du sang, peut-on attribuer les ulcères, les douleurs, la chûte des poils, et tous les autres accidens aussi graves que multipliés dont les malades sont assaillis de tous côtés ? Voilà précisément le piège, voilà l'erreur ; on *prend ici le tout pour la partie. Je* vais achever de le démontrer : oui, je l'ai éprouvé mille fois avec le plus grand et le plus heureux succès, lorsque j'ai tiré à un malade vingt onces de sang, ou environ, suivant que ses forces ou sa constitution le permettent, le sang, à la dernière saignée, offre peu de signes de corruption. Cette connoissance n'est pas la suite d'un raisonnement, c'est le fruit de l'expérience raisonnée. Si donc, à mesure que l'on tire du sang, il est moins vicié, par où prouvera-t-on la corruption générale de ce fluide ? le dernier devroit être le plus corrompu, puisqu'il seroit plus voisin du foyer de la corruption; en outre, l'estomac, les reins, les poumons et tous les autres intestins, contractent-ils quelque vice par la contagion ? Ils font cependant partie du tout; nous ne voyons que quelques parties de la peau, des membres, de la poitrine ou de la tête, qui en soient affectées, mais cela ne prouve pas plus le vice généralement répandu dans tout le corps, que les angles droits qui se trouvent au quarré ou au parallélogramme ne prouvent que tout quadrilatère est rectangle; pas plus que la réunion de quelques hommes estropiés ne prouveroit *que tout le genre humain est boiteux.*

Pour conclure d'une manière générale dans une construction quelconque, il faut essentiellement la réunion de toutes les parties. Mais, dira-t-on, avec une apparence de vérité, si cette contagion contractée d'abord par le pied, pénètre jusqu'à la tête; si elle arrive de la bouche aux parties inférieures du corps par les plus petites veines et par des conduits étroits, les conduits seront-ils plus ouverts, y aura-t-il une distance moins grande de ces différens organes jusqu'au foie, que de ces mêmes organes aux autres extrémités du corps, puisque par-tout se trouvent des veines voisines et amples par lesquelles le virus peut facilement arriver au foie? Ce n'est pas assez que l'espace à parcourir soit plus court, et les conduits plus ouverts pour que la puissance d'un agent quelconque soit réduite à l'acte; il faut encore qu'il n'y ait point d'empêchement, et qu'il y ait une proportion egale entre les forces respectives; car, comme nous l'avons précédemment observé, la même flamme ne consumera pas dans le même espace de temps un chêne ou un tronc de peuplier encore vert, et des plantes desséchées, du sarment ou de la paille. Les forces des uns ou des autres sont bien inégales; d'un côté les parties sont unies, compactes, et présentent une grande résistance à la flamme; de l'autre elles sont séparées et plus disposées a la recevoir.

Il en est de même pour notre objet. Le foie et les grands vaisseaux reçoivent difficilement les parties corrompues du sang; ils les repoussent même, comme la mer dans son flux repousse l'eau des fleuves, qu'elle chasse et force de remonter en bouillant dans leur lit, jusqu'à une hauteur considérable; ils contractent même l'âcreté et la qualité saline des eaux de la mer, bien loin de pouvoir les adoucir et les rendre semblables à celles qu'ils y mêlent. Ce qui prouve encore ce que nous avançons, c'est l'exemple des enfans nés d'une mère atteinte de la contagion; nous les voyons souvent s'ils sont allaités par une nourrice saine, pousser fort loin leur carrière et sans aucun accident; nous voyons au contraire ceux qui ont une nourrice gâtée, périr bientôt pour avoir sucé un lait produit par un sang corrompu. Cependant les premiers sont conçus d'une semence corrompue, et nourris d'un sang vicié tant qu'*ils sont dans le sein de leur mère.*

Galien lui-même, (et la raison et le bon sens le veulent ainsi) paroît repousser cette opinion de la corruption générale du sang, quand il assure que lorsqu'elle est parvenue à un dégré considérable, il n'est plus possible d'y remédier. Si donc la corruption du sang parvenue à un dégré considérable est sans remède, comment la détruire, lorsqu'elle sera entière et générale? mais si la contagion gagnoit le foie et s'y fixoit à l'aide des petites veines les plus voisines de ce viscère, voici quelle en seroit la suite nécessaire: les symptômes qui ne se manifestent ordinairement dans les malades que vers le 2 ou 3e mois seulement, paroîtroient le douzième jour ou tout au plus tard le quinzième, à compter du jour de la contagion; car chaque jour, ou plutôt chaque heure et chaque moment, le foie fait une attraction nouvelle d'aliments, une coction nouvelle, un nouveau sang et une nouvelle distribution du tout dans toutes les différentes parties du corps; de leur côté toutes les différentes parties du corps, dans le même ordre, attirent à elles, cuisent, ajoutent, assimilent à leur substance les sucs qui leur sont propres et convenables; *cependant elles souffrent, se dété-*

rioreut, se dessèchent, s'enflamment, si par cette attraction ou par force, elles ont reçu des sucs étrangers ou nuisibles. Mais les symptômes ne se manifestent pas dans un espace de temps aussi court. Le germe de cette contagion agit sur nos corps, comme un scélérat dans une ville tranquille où il est parvenu à se faire admettre. Il ne s'empare à force ouverte des places publiques et des forts, qu'après avoir auparavant réduit ses voisins et tous ceux qui ont les mêmes inclinations et qui lui ressemblent. Il semble que cette maladie soit dirigée par un chef habile et expérimenté; d'abord elle se montre à peine, bientôt elle se répand dans toutes les extrémités du corps; peu à peu et comme à la dérobée, par le moyen des veines les plus étroites, elle corrompt les humeurs qui se trouvent le plus à sa portée, jusqu'à ce qu'enfin elle se rende maîtresse des veines considérables, et peut-être même quelquefois du foie, si l'on ne s'oppose point à ses ravages par les remèdes convenables.

Progrès de la maladie.

Mais, me dira-t-on ici, vous paroissez adopter maintenant enfin le sentiment que vous avez essayé de détruire par des raisonnemens multipliés. Ne nous en rapportons pas toujours aux apparences:

souvent deux opinions paroissent semblables, et sont bien différentes, pour ne pas dire tout à fait opposées dans la vérité. Nous paroissons convenir l'un et l'autre qu'avec le temps, la contagion peut attaquer le foie; mais je ne l'ai pas affirmé, et j'ai exigé un laps de temps qui dureroit peut-être quelques années, tandis que les adversaires l'affirment sans réserve, et paroissent croire que cette invasion a toujours lieu dès les premiers jours ou dans les premières semaines; mais, direz-vous, Montanus n'a déterminé ni le jour ni le temps. J'en conviens; mais ses propres paroles donnent à connoître cette époque qu'il ne fixe pas; d'abord il attribue à une intempérie du foie et à la corruption de ce viscère, ou aux humeurs corrompues qu'il engendre, les ulcères, la lopcie et les douleurs, et ces accidents ne se manifestent guère après le second ou tout au plus le troisième mois; il veut en outre, qu'il soit encore possible de vaincre la maladie après que le foie est attaqué; quant à moi, je pense que toute espérance de guérison est détruite, lorsque le virus a gagné le viscère. Examinez maintenant combien ces deux opinions sont *différentes. Je vais passer* à d'autres objets qui rendront encore cette question plus claire et plus évidente ; rien ne peut la décider d'une manière plus péremptoire que le témoignage des sens ; et puisque nous pouvons l'invoquer, pour repousser ou établir un avis, et apprécier la force des syllogismes et des démonstrations, il est à propos d'observer maintenant rigoureusement dans cette maladie les effets qui se présentent aux sens. Cette nouvelle preuve, jointe à ce que nous avons déjà dit, doit lever tous les doutes et faire cesser toute inquiétude. Revenons donc au principe. Quelle cause produit dans nos corps cette funeste contagion ? C'est une humeur virulente qui émane d'un sujet infecté, qui s'insinue dans la partie qui a été exposée au contact, et qui dès le premier ou le second séjour produit un ulcère ou sur cette partie ou sur la partie voisine, si elle se trouve plus disposée à recevoir cet effet. Quels sont ces ulcères ? ils sont petits, s'entourent bientôt d'un cercle calleux, comme presque tous les ulcères qui s'engendrent dans un corps mal sain ; ils contractent tous les jours une plus grande putridité si dès les commencemens on ne leur oppose des moyens convenables.

Dans quel temps ces accidents se manifestent-ils? Ils commencent à paroître le second ou le troisième jour après le contact contagieux, et ils sont entièrement développés le sixième ou le huitième; mais les personnes d'une constitution saine éprouvent-elles les mêmes symptômes que les autres? oui, la meilleure constitution possible n'en est pas exempte. Mais d'où vient que ces ulcères contractent si promptement cette couleur livide, ce caractère calleux, cette opiniâtreté qui les fait résister si longtemps aux remèdes? ils doivent ces qualités à un mauvais suc qui les abreuve, et à un autre vice qui dérive du premier. Ils ne résistent cependant pas aux remèdes lorsqu'ils sont bien administrés dès les premiers jours, parce que la putridité ne peut pas s'y établir dans un si court délai; d'ailleurs si le médecin n'y porte pas tous ses soins et toute son attention; s'il néglige ces premiers accidents et n'y attache pas toute l'importance qu'ils méritent, le mal gagne à la dérobée et une fois en raciné, il devient difficile à détruire. Ces premiers symptômes sont-ils entretenus par une intempérie du foie? non, mais par le vice de la partie ou de l'humeur qui a reçu la contagion.

Les ulcères récens se guérissent facilement.

Répondez moi donc sans aucune prévention d'esprit, si cette contagion cachée peut se porter en traversant les petits vaisseaux et les petits espaces jusqu'aux parties naturelles, ou même au-delà ? si les ulcères primaires perdent leur couleur naturelle, deviennent calleux et rebelles avant aucune corruption du foie, il pourroit se faire que la contagion ne se répandît pas vers les autres extrémités du corps, qu'elle n'y fût point entretenue, et qu'elle n'excitât point des accidents pareils dans les parties les plus foibles, le foie n'ayant reçu aucune atteinte : tout cela peut arriver sans difficulté. Mais s'il en est ainsi, qu'opposerez-vous à ce que je vous ai précédemment objecté ? On peut dire que les remèdes purgatifs ne sont pas indiqués, qu'on doit même les éviter comme contraires à tous égards. Ils ne procurent pas l'évacuation de l'humeur viciée, et ils introduiroient au contraire la corruption dans les parties qui en seroient exemptes, et il s'ensuivroit un double inconvénient, d'abord, de fatiguer le malade par des évacuations inutiles et ensuite de porter la contagion dans les parties principales par l'introduction de l'humeur viciée. Je vais me hâter maintenant de démontrer la fausseté de cette double conséquence; d'abord, les effets prouvent qu'un purgatif administré méthodiquement ne rappelle point dans l'intérieur les humeurs corrompues répandues dans les parties extérieures. Jamais en effet on n'a entrepris avec succès la cure de cette maladie, sans le secours des purgatifs: ils sont nécessaires même pour la rendre parfaite; et jamais on ne s'est aperçu qu'ils aient causé aucun dommage aux viscères. Ils n'est donc pas vrai de dire qu'ils y introduisent des sucs nuisibles, ni que l'évacuation des humeurs corrompues est toujours désavantageuse, ou sans utilité. Dites-moi, je vous prie, dans les blessures, quelque saine que soit la constitution du malade, lui administre-t-on les purgatifs dès le commencement. Est-ce parce qu'on suppose qu'il a le corps rempli d'humeurs corrompues? non sans doute, c'est pour que les humeurs qui se trouvent dans l'intérieur, ne se portent pas à travers les veines et les artères vers la partie blessée; car cette partie fatiguée n'auroit plus assez de forces pour la confection et la transmission d'humeurs abondantes. Il en résulteroit donc qu'en s'y fixant, elles con-

Pourquoi ici et dans le traitement des blessures les purgatifs et la saignée sont utiles.

tracteroient de la putridité, et on verroit naître tous les symptômes que celle-ci entraîne après elle : afin donc que la partie malade ne se trouve pas surchargée d'un poids étranger, afin de lui procurer l'état de repos dont elle a besoin, et de la préserver en même-temps du danger de la putridité, nous détournons par les selles ou par les vomissemens, les humeurs qui ne sont pas encore corrompues, mais qui se trouvent très-disposées à la corruption; nous tirons même du sang du côté opposé. On pourra donc, par une raison semblable, purger les malades, dans la maladie dont nous parlons, pour rappeler et détourner des parties affectées l'humeur non encore corrompue, mais très-disposée à contracter promptement de la putridité, et même pour empêcher une plus grande corruption, et remédier à celle qui existe déjà; d'ailleurs, le plus souvent la saignée n'est pas utile ici pour faire diversion, mais pour diminuer, comme nous le dirons plus bas, le vice produit par l'agitation des parties. Voici encore une question qui n'est pas étrangère à notre sujet. Pourquoi, dans ceux qui meurent par suite de la gangrène à une blessure, trouve-t-on fréquemment de l'inflammation et des abcès au foie, tandis que dans ceux qui sont attaqués de la contagion vénérienne, ce viscère se trouve sain et intact? la raison de cette différence est facile à saisir. En effet, dans la maladie vénérienne les ulcères sont ordinairement à la peau et très à découvert, de manière que la putridité pénètre difficilement dans l'intérieur : s'il se forme quelquefois des abcès un peu plus profonds, ils ont ordinairement une ouverture large et les exhalaisons putrides se dissipent à l'extérieur. Dans les blessures au contraire, surtout dans celles qui sont accompagnées de contusions dans les chairs, comme les blessures produites par les armes à feu, si dès les premiers jours le secours de l'art ne sépare pas les chairs contuses des chairs saines, la putridité s'y met et corrompt même les chairs voisines. En outre les petites ouvertures de la plaie s'entourent de tous côtés de mauvaises chairs; ce qui augmente la putridité, réunit vers les parties intérieures des vapeurs âcres et épaisses : elles s'augmentent ensuite peu à peu dans les veines, et portées par elle au foie, elles travaillent à le corrompre; ce viscère encore doué de toute son action, et n'ayant rien perdu de ses forces, les chasse courageusement, et les repousse à la peau où elles excitent des frissonnemens. *Hoc verò viribus adhuc valens, à se hos viriliter explodit cute tenùs ubi horrores fiunt :* bientôt s'élève un espèce de combat qui augmente la chaleur, et ces vapeurs se dissipent par les sueurs et la transpiration insensible. Mais comme la pépinière de ces vapeurs n'est pas détruite, il s'en produit de nouvelles; il faut nécessairement qu'il survienne de nouveaux réfroidissemens, de nouveaux frissonnemens, de nouveaux combats, et à la longue, le foie fatigué de cette lutte continuelle, est forcé de céder à un ennemi plus fort que lui; il s'enflamme, s'enfle et tombe en putréfaction. La même chose n'arrive pas dans la maladie vénérienne, parce que comme nous l'avons dit, l'humeur des ulcères s'évapore plus aisément, et parce qu'ils n'ont pas autant de putridité, ainsi qu'il est aisé de s'en convaincre, et par les effets, et en comparant les uns avec les autres. Mais si les circonstances le permettent, nous nous étendrons ailleurs davantage sur cet article : pour le présent je pense avoir suffisamment *démontré combien l'opinion que j'ai* combattue est foible et hasardée. J'aurois pû encore rapporter en faveur du sentiment que j'ai adopté plusieurs raisonnemens très-persuasifs ; j'aurois pu ajouter encore d'autres traits favorables à l'opinion des adversaires, mais comme les uns sont foibles, et les autres à peu près inutiles, et qu'il sembleroit que mon intention est d'établir une dispute philosophique, que de travailler à acquérir les suffrages par la force de la vérité, j'ai mieux aimé plutôt passer sous silence les uns et les autres, et éviter une infructueuse prolixité. J'ajouterai seulement deux petites questions qui ne sont pas hors du sujet. D'abord dès le commencement de la maladie, doit elle être qualifiée de contagion venérienne ? Montanus prétend qu'il n'est pas à propos de lui donner ce nom, surtout lorsque dès le commencement les ulcères ont cédé aux remèdes ; mais qu'on doit les appeler ainsi, lorsque toute la masse du sang est infectée. Mais s'il est permis de compter un enfant au nombre des êtres raisonnables, s'il est permis de désigner sous la dénomination qui leur est propre, les moissons qui couvrent la terre lorsqu'elles sont à peine en fleurs, s'il est vrai d'ailleurs que la foiblesse ou

Si dès le commencement on doit l'appeler contagion vénérienne.

la petitesse des individus n'en change pas l'espèce, pourquoi, dès le premier moment de la contagion, ne lui donnera-t-on pas le nom qui désigne son espèce? On nous oppose qu'on ne peut donner le nom d'homme à la semence, au moment de la conception; mais la comparaison n'est pas exacte; elle ne remplit encore aucune fonction propre à l'humain; elle n'a rien même de l'être humain que la puissance pour le devenir; mais les germes de la contagion ont les mêmes qualités, la même figure, la même puissance que doit avoir la maladie confirmée. La seconde question est celle-ci. L'humeur viciée contractée par contagion, soit par la fréquentation d'une personne malade, soit de quelque autre manière que ce soit, se glisse-t-elle à l'intérieur, pour corrompre les autres humeurs dans les autres parties du corps, ou cette première humeur disparoît-elle en s'évaporant? Je crois qu'on doit raisonner ici comme dans le cas d'un vaste incendie produit par une flamme légère. La première flamme se consume, mais en se renouvelant toujours tant qu'il lui reste d'aliment; par la même raison le premier germe de la contagion se consume et épuise; mais l'humeur qui lui est devenue semblable, tend sans cesse à en former une nouvelle. Ce mouvement ce changement, ce progrès ou, si vous voulez, cette succession de corruption est dans la nature. Mais le temps nous presse de passer à d'autres objets.

CHAPITRE III.

Quels sont ceux dans lesquels la contagion vénérienne fait plus ou moins de ravages?

Il est constant que les hommes et les femmes sont sujets à cette maladie, mais non pas également. La plupart des femmes en sont préservées par leurs purgations périodiques : même toutes le seroient, suivant le sentiment de Botal d'Ast, si les règles couloient huit ou dix jours après le contact contagieux, ou même plutôt, car alors l'humeur déjà corrompue s'échappe avec le reste du sang, que la nature avoit déjà l'intention de chasser, et ainsi le corps reste sain et intact; mais lorsque cet écoulement n'a lieu qu'en petite quantité ou après un long intervalle de temps, le mal étant déjà établi sur de profondes racines, il ne peut plus être détruit sans le secours de l'art. On ne connoît point d'exemple, d'hommes, d'enfans ou de nourrices qui aient dû leur guérison aux seules forces de la nature, parce que rien en eux ne peut faire le même effet, et qu'ils n'ont aucun moyen de se débarrasser du virus qui leur a été communiqué, si ce n'est qu'il leur survienne par hasard une dissenterie ou quelqu'autre flux de ventre colliquatif, ou un écoulement hémorroïdal fréquent et abondant, ou un long écoulement de semence, ou des bubons dont la nature soit très-bénigne, ou une transpiration abondante et continuelle comme il arrive quelquefois aux cuisiniers, aux ouvriers des fournaises, aux boulangers, et à quelques autres qui s'exerçant sans ménagement et sans relâche à des travaux très-rudes, dissipent par un exercice continuel toutes les humeurs nuisibles. C'est par une raison semblable d'évacuation que les femmes n'éprouvent pas des accidents aussi graves que les hommes, et qu'elles sont plus aisément rendues à la santé.

CHAPITRE IV.

Des signes diagnostiques de cette maladie.

Autant les germes de cette maladie sont aisés à guérir, autant ils sont difficiles à reconnoître; il n'en est pas de même lorsqu'ils ont une fois pris racine. Dans cet état tout le monde la distingue facilement, et elle ne peut être-guérie que par un médecin sage, et un traitement méthodique; il faut donc appliquer toute son attention à la reconnoître lorsqu'elle est encore dans ses premiers accroissemens. Les premiers signes sont de petits ulcères qui se manifestent dans la partie attaquée; la peau qui les entoure est livide et décolorée, et bientôt on remarque autour une certaine dureté. Ils s'attachent d'abord comme nous l'avons dit, aux lèvres ou aux mamelles, si la contagion a lieu par l'allaitement; au gland, au prépuce, à la verge, au scrotum, ou à l'aurifice de la matrice, si la maladie est née dans les plaisirs de Vénus. Celui qui se livre aux penchants réprouvés par la nature, éprouve les mêmes accidents et de plus des crêtes, des verrues; cependant la conscience de sa turpitude l'engage presque toujours à ne découvrir son état que lorsqu'il y est forcé par les douleurs; alors se joignent aux premiers, de nouveaux symptômes qui dévoilent le mystère. Ceux qui contractent la contagion seulement en couchant avec un malade, en portant ses habits, en buvant dans les mêmes vases, ou par des baisers empoisonnés, ont des ulcères à la bouche. Peut-être paroîtra-t-il étrange à quelqu'un que cette maladie puisse être communiquée seulement en buvant dans un vase dont un malade se sera servi. Il n'y a cependant en cela rien de surprenant. Un de mes amis intimes, encore vivant, homme auquel on ne peut disputer une bonne conduite et des mœurs réglées, fut attaqué autrefois de cette malheureuse infirmité; il m'a sans cesse assuré sous la foi des plus grands sermens, et il renouvelle encore à présent cette assurance, qu'il lui est impossible de soupçonner une autre cause de la contagion, que de s'être servi d'un vase dans lequel buvoit un de ses amis, qui en étoit alors cruellement attaqué. D'abord, j'avouerai que j'avois de la peine à me persuader cette cause;

mais dans la suite, en examinant le cas avec plus d'attention, plusieurs raisons se présentèrent à mon esprit, dont la réunion et le concours me persuadèrent qu'il me disoit la vérité. D'abord cet ami est un homme aux assurances duquel je devois foi entière, quand même il n'auroit pas employé pour me convaincre la religion du serment, et qui d'ailleurs n'avoit aucun motif de me cacher avec tant de persévérance la cause de sa maladie; ensuite pendant le cours de quarante ou cinquante jours, il ne se manifesta aucun accident sur les différentes parties de son corps, mais seulement sur les bords de la lèvre inférieure. Quelque temps après qu'il eût fait usage de la coupe infectée, il y ressentit une démangeaison légère, et bientôt naquirent de petits ulcères, sans que le malade soupçonnât encore la nature de la maladie. J'ai d'ailleurs parfaitement connu son ami qu'il assuroit lui avoir communiqué la contagion. Depuis seize mois il souffroit les douleurs les plus cruelles; l'os du nez étoit attaqué d'une carie considérable, et il ressentait toujours au gosier une chaleur qui n'était pas naturelle. Confié à *mes soins, il fut délivré de toutes ses* douleurs, et entièrement guéri de la maladie. Alors il quitta la France pour passer en Italie, sa patrie, où sa santé continua toujours d'être parfaite. Mais quand nous n'aurions pas cet exemple, qui empêche que cette maladie ne puisse être contractée par ce même moyen qui sert à la communication de plusieurs autres maladies bien moins graves ? Quant à la contagion par les baisers, les vêtemens ou l'usage du même lit, sans l'acte vénérien, les exemples en sont très-fréquens. Mais en voilà assez sur cette matière, passons aux moyens curatifs.

CHAPITRE V.

Abrégé des remèdes qui conviennent dans cette maladie.

Les remèdes qu'exige cette maladie, varient au commencement et dans le cours du traitement. Ils doivent être réglés sur la nature de la maladie, la température de l'air, l'âge du malade, ses mœurs habituelles, ses devoirs et sa fortune. J'ai cru devoir ajouter ces trois dernières considérations comme des indications nécessaires dans un grand nombre de sujets, surtout lorsqu'un homme pauvre ou d'une conduite peu réglée, se trouve attaqué d'une maladie invétérée qui demande un long traitement ; car il est certain qu'il faut traiter autrement les malades de ce caractère, que ceux qui ont une conduite sage et beaucoup de fortune; ce qui les met en état de supporter les frais d'un traitement prolongé pendant un grand nombre de jours, et même pendant plusieurs mois, et les rend disposés à faire sans difficulté tout ce qu'un médecin sage et prudent leur prescrit. En général, la cure de cette maladie dans tous les sujets, doit se faire comme dans toutes celles qui contiennent une cause qui entretient le mal. On ne peut en espérer la guérison qu'en détruisant la cause; or, cette cause peut être affoiblie, et ensuite détruite par un grand nombre de moyens différens. On emploie les lotions, les fomentations, les bains, les linimens, les médicamens propres à délayer ou dessécher, et en outre la saignée, les purgatifs et un régime de vie; et toutes ces choses amènent dans la pratique, des différences multipliées, comme nous le verrons en traitant de chaque moyen en *son lieu*.

CHAPITRE VI.

Tutela quâ quisque se conservabit post coitum ab hoc miserabili affectu.

Moyens par lesquels on peut après le coït, se préserver de la contagion.

Il est très-agréable pour le médecin de délivrer le malade des douleurs violentes que cette maladie lui fait éprouver; il est encore consolant pour lui de guérir la maladie récente, et d'en arrêter les progrès; mais il ne seroit peut-être pas moins utile, pas moins agréable au genre humain, de connoître le moyen de détourner ce venin caché, surtout lorsqu'on peut le faire facilement et à peu de frais. Le moyen de se garantir même du soupçon de la maladie, c'est de laver aussitôt après le coït avec de l'eau chaude toute la verge, le scrotum, et le gland bien découvert, dans un vase quelconque. On se servira pour cela d'eau de rivière, assez chaude pour que les parties en supportent facilement l'impression; on bassinera avec soin la partie pendant huit ou dix minutes; si dans cet intervalle, l'eau se refroidit trop à cause de la petitesse du vase, il faudra avoir de l'eau chaude toute prête pour entretenir toujours le degré de chaleur convenable; on continuera cette précaution soir et matin pendant deux jours. Les femmes feront la même chose avec une éponge ou un linge trempé dans l'eau chaude, qu'elles introduiront dans le vagin : si comme cela arrive le plus souvent, on n'a pas sous la main tout ce qui est nécessaire, il faut au moins laver toute la verge et surtout le gland avec l'urine : il est facile de le faire, en serrant entre les doigts les bords du prépuce, comme quelques-uns en ont l'habitude; ensuite de retour à votre domicile, vous vous laverez et vous bassinerez ainsi qu'il est prescrit ci-dessus, le même jour ou au plus tard la nuit suivante; en prenant cette précaution, il y a si peu lieu de craindre la contagion, qu'en supposant l'introduction du virus déjà faite, et la verge déjà atteinte d'un chancre, ce moyen suffiroit pour guérir, pourvu qu'il soit employé avant le deuxième jour. Il faut laver et bassiner de même les lèvres des enfans qu'on allaite et les mamelles de la nourrice, si on en craint la contagion par la suction; le bain entier fera le même effet pour ceux qui, sans le savoir ou contraints par la nécessité, auroient couché avec un malade. On peut employer au même usage le vin ou toute autre liqueur, en les faisant chauffer; mais l'eau simple est préférable à toutes les autres; car elle est suffisamment dissolvante, ne dessèche point trop et n'est pas trop astringente, comme le seroient beaucoup d'autres liqueurs. Car ici le but est de dissoudre légèrement par la fomentation, et de ne laisser à la peau que sa qualité naturelle; et rien n'est meilleur que l'eau, rien même n'est aussi favorable pour produire cet effet. Mais, pour rendre ces précautions encore plus avantageuses, il seroit à propos, ici, de mêler une once d'huile d'amandes douces et une once d'huile d'amandes amères, de s'en injecter, avant le coït, dans le canal de l'urètre, de s'en frotter extérieurement et intérieurement le prépuce et le gland, même le *scrotum*, ainsi que l'intérieur du vagin de la femme avec laquelle on se dispose au plaisir. Ce moyen préliminaire, joint à ce que nous venons de dire, est un préservatif assuré Voyez, à ce sujet, mon ouvrage sur l'Éléphantiase et la Maladie vénérienne.

CHAPITRE VII.

Manière de traiter les ulcères récens.

Il suffit, pour guérir les ulcères qui paroissent du second au quatrième jour, de les bassiner avec de l'eau tiède, deux fois par jour; mais s'ils sont accompagnés de quelque dureté, il faut la détruire par l'usage du précipité. On l'appliquera deux jours de suite, une fois chaque jour seulement; puis on laissera deux jours de repos, pendant lesquels on abandonnera à la nature le soin de faire elle-même son travail. Car les médicamens corrosifs n'extirpent pas ces duretés jusqu'à la racine : au contraire, si, trompé par l'espérance de la consumer entièrement, on en fait usage sans interruption, on augmentera la dureté, parce que les corrosifs, par leur sécheresse, empêchent l'abord de l'humidité ordinaire vers la partie affectée, indépendamment de ce que la douleur legère qu'ils occasionnent toujours y fait affluer d'ailleurs une humeur plus abondante qui fait une dureté nouvelle ; mais cette dureté n'est pas d'un mauvais caractère, et se dissipe facilement par le seul travail de la nature, aidé de quelques fomentations qu'il ne faut pas négliger d'employer, mais seulement une fois par jour, pour ne pas détruire l'effet du précipité qui ne s'applique qu'une fois. Or, voici comme on doit y procéder : On fait la fomentation, on essuie ensuite la partie malade avec un linge doux et chaud, on l'enveloppe ensuite pour la laisser reposer une demi-heure : on ôte ensuite les linges, et on applique sur l'ulcère du précipité auquel on ne touche plus jusqu'au jour suivant. Alors on recommence la fomentation, et on applique de nouveau le précipité. Cela fait, on bassine l'ulcère avec du vin rouge épais, et on cicatrise, comme dans les ulcères simples, par l'application d'un médicament exsiccatif et détergent, tel que le suivant :

Prenez *Butyri recentis* ℥j, *mellis rosati* ʒij, *tutiæ, lithargyrii*, ana ʒß, *viridis æris usti* ℈ij.

Misce, et super levissimo linteo pauxillum extendatur, ulcerique admoveatur, bis in die usque ad cicatricem productam.

Il n'y a pas de doute que ces moyens ne suffisent pour la guérison, pourvu que la maladie soit récente, qu'elle n'ait pas gagné l'intérieur et qu'elle ne soit que locale ; c'est au médecin à en juger et à décider s'il est utile d'employer les moyens intérieurs. Il est bien peu de malades qui appellent dès le commencement un médecin ou un chirurgien habile. Ignorant presque toujours la funeste activité de la contagion, ils ne considèrent que quelques ulcères légers qui ne leur inspirent aucune crainte pour la suite, parce qu'ils n'éprouvent encore ni douleurs dans les membres, ni aucun des symptômes graves dont les commencemens de la maladie sont exempts. Semblables à un officier qui, chargé du commandement d'un corps d'observation, enverroit à la vérité à la découverte de l'armée ennemie, mais négligeroit un ennemi caché dans les bois, ne voudroit pas prévoir sa prochaine défaite; mais opposant, au rapport de ses voltigeurs, une folle confiance en ses propres forces, finiroit par porter la peine de sa téméraire présomption, lorsqu'enfin enveloppé de toute part par un ennemi caché et supérieur en force, il verroit toute sa troupe dispersée et complètement mise en déroute. Sans doute un chef prudent, après avoir envoyé à la découverte, et s'être fait rendre compte de la position des ennemis, se seroit hâté, tandis qu'il en avoit encore les moyens, de se garantir des embûches secrètes qu'on pouvoit lui tendre. C'est ainsi que bien des hommes attaqués de la contagion se précipitent eux-mêmes dans les plus grands dangers, en ne faisant pas assez d'attention aux premiers accidens. Mais aussi les malheureux malades sont trompés sous l'apparence du vrai. Aujourd'hui, malheureusement, un apprenti, un homme du peuple même, se croit sage, prudent, exercé dans la pratique, et l'égal du plus habile médecin; mais l'événement prouve souvent le contraire. Si donc un malheureux malade, conduit par une mauvaise étoile, tombe entre les mains de pareils ouvriers, s'il prend confiance à leurs fausses promesses, qui ne sont que charlatanisme, il marche peu à peu à sa perte.

Les ignorans font en médecine ce que font les singes quand ils veulent imiter les actions humaines; ils n'expriment que les actions les plus communes, et encore imparfaitement. De même un grand nombre de ceux qui se font passer dans l'esprit du peuple pour médecins ou chirurgiens, lorsqu'ils ont entendu dire qu'un maître habile a employé un moyen avec succès. Par exemple, dans les ulcères la balauste, la tuthie, l'alun, le précipité, le vert-de-gris, l'aristoloche, l'eau forte, ou autre remède semblable ; ils prennent en note le nom d'un de ces remèdes, et l'emploient aussitôt, sans se diriger en l'administrant par aucune méthode, par aucune observation. Ainsi ils appliqueront dès le commencement sur les chancres vénériens, la balauste, la tuthie, ou la noix de Galles, ce qui est très-dangereux, parce qu'ils renferment ainsi dans l'intérieur tout le virus qu'il falloit au contraire attirer au-dehors; ils arrosent même d'eau forte, sans ménagement, des ulcères anciens, et accompagnés d'une grande dureté, sans aucune attention pour ce qui se passe au milieu du corps, ce qui excite bientôt une corruption plus violente, à laquelle toutes les ressources de l'art ne peuvent porter remèdes que par la perte du gland, et quelquefois de toute la verge. J'ai vu même toute la verge et la région du pubis même rongé jusqu'au péritoine, sans qu'on pût attribuer ce malheur qu'à l'usage des médicamens corrosifs mal administrés, et ce n'est qu'avec les plus grandes difficultés que j'ai pu parvenir à sauver la vie du malade. Aussi Galien avertit-il sans cesse de ne pas employer les corrosifs dans le traitement des ulcères, sans procurer l'évacuation de l'humeur qui abonde dans l'intérieur; autrement ces remèdes concourent à augmenter le mal en rongeant les parties saines. Il me semble voir maintenant ces hommes étrangers à toute instruction, à toute manière de traitement méthodique, s'élever avec force contre les moyens que nous indiquons ici, les mépriser, nous calomnier, et dire : Les médecins eux-mêmes n'ont-ils pas toujours dit aux corroyeurs que l'eau est contraire aux ulcères auxquels leur état les expose. Oui, j'avoue que l'eau est contraire aux ulcères, et même de deux manières différentes. Premièrement, parce que, par des fomentations méthodiquement administrées, elle les empêche ou les détruit. C'est bien là proprement leur être contraire; elle l'est aussi d'une autre manière, lorsqu'elle les augmente, et qu'elle nuit aux malades, et c'est l'effet que produira toujours l'eau ; si on la répand froide sur les ulcères, ou si l'on en fait des fomentations sur un corps rempli d'humeurs, ou déjà corrompu par leur mauvaise qualité, de manière qu'elle en opère plutôt l'attraction que la dissolution. Mais cet inconvénient n'est pas particulier aux fomentations faites avec l'eau, il est commun avec toute autre de quelque espèce qu'elle soit, de manière que nous pouvons dire dans cette occurrence, que tout le succès de l'art dépend plus de la sagesse du médecin que des règles établies. Ce n'est pas cependant qu'il puisse les négliger entièrement, au contraire, il doit les posséder parfaitement, mais il a besoin de beaucoup d'habileté et d'expérience pour appliquer convenablement les règles aux sujets. En effet, ceux qui entreprennent imprudemment l'art de guérir, ainsi que le font la plupart des hommes, et même quelques femmes; ceux qui ne se dirigent dans la pratique que sur la connoissance de quelques règles, nous ne saurions mieux les comparer qu'à un aveugle qu'on placeroit dans une armée les armes à la main. Il les dirigera également contre ses propres amis, et peut-être en percera-t-il un plus grand nombre. Aussi s'il est généralement vrai qu'un artiste ne doit mettre la main à l'ouvrage, et travailler sans guide que lorsqu'il est parfaitement instruit dans son art, c'est surtout à l'art de la médecine que ce principe doit s'appliquer. Il est des médecins qui, dès les premiers jours de la maladie, ont recours à la saignée et aux purgatifs généraux; c'est par précaution, disent-ils, qu'ils en agissent ainsi; mais cette précaution est une preuve de leur peu d'habileté. Ira-t-on inonder d'eau tout un immense bâtiment, parce qu'on apercevra dans un coin, et à l'écart, une flamme légère et lente que quelques mesures d'eau suffiroit pour éteindre facilement. C'est donc le devoir d'un praticien sage de savoir proportionner les remèdes au mal, et il n'y a qu'un médecin peu habile qui tombe dans l'un des deux extrêmes. Si la maladie est déjà ancienne et invétérée, si les ulcères bien formés sont déjà calleux, rebelles et putrides, à la bonne heure, employez alors des remèdes plus puissans, la saignée, les purgatifs, et tous les autres que nous aurons soin d'indiquer en temps et lieu.

CHAPITRE VIII.

Méthode de traiter les ulcères rebelles.

Lorsqu'on voit d'abord des ulcères déjà anciens et qui paroissent rebelles (cette indication, tirée du temps, peut-être utile en quelque manière pour la guérison, mais elle cesse de l'être lorsque les ulcères se manifestent sur différentes parties du corps), et que ces ulcères sont placés à la verge, par exemple, il faut commencer par s'informer du malade s'ils sont venus naturellement ou s'ils n'ont pas plutôt succédés à l'usage des corrosifs. S'ils ont paru immédiatement après l'application d'un corrosif quelconque, il faut en cesser l'usage pendant plusieurs jours, et on pansera seulement la partie ulcérée avec le baume *d'Arcéus* ou l'onguent mondificatif d'ache ; l'un ou l'autre médicament a la propriété de déterger légèrement et d'opérer la coction de l'humeur, de manière que si la dureté et la putridité n'ont d'autre cause que l'usage précédent des remèdes administrés à contre-temps, il suffira, ou tout autre semblable qui n'excite point de douleur pour les guérir, avec l'aide du travail de la nature, sans autre moyen que ceux qu'on emploie dans les ulcères simples. Mais si on ne voit point d'amélioration, si les ulcères augmentent, ou s'ils sont parvenus d'eux-mêmes à ce dégré, alors tout annonce un vice interne dont l'acrimonie doit être combattue par un médicament assez énergique pour détruire le foyer de l'humeur, indépendamment des pansemens journaliers que l'on doit faire avec le baume ou l'onguent précipité, ou des fomentations réitérées trois ou quatre fois par jour de feuilles de serpolet, de vigne et de chêne. Pour cet effet, on fait bouillir dans une suffisante quantité d'eau ces trois substances, en y ajoutant la sixième partie de vinaigre, on bassinera toute la verge, et surtout la partie malade, avec une éponge trempée dans cette eau, qu'on tiendra assez chaude pour que le malade la supporte sans en être incommodé; on continuera ainsi pendant un demi-quart d'heure. Enfin, toutes ces fomentations faites, on enveloppera les parties avec un linge doux, et on les laissera un peu reposer. On pansera l'ulcère avec l'onguent ou le baume ci-dessus prescrit. Nous avons jugé convenable de donner ici une formule de celles qui conviennent particulièrement pour purger le malade. Quant aux remèdes internes, nous en donnerons les recettes dans les chapitres suivans, en donnant le tableau des autres symptômes qui suivent ou accompagnent la maladie vénérienne. En attendant, le malade prendra la purgation suivante.

Prenez extrait de rhubarbe et de jalap, ana ℈xxv, extrait de follicules de séné mondé ℈x, sirop de chicorée composé ℥ij; faites fondre le tout ensemble dans un grand verre d'eau, avec une cuillerée de sirop de guimauve, que le malade prendra en une fois le matin à jeun, observant de boire pendant l'effet purgatif ou un verre de thé léger, ou un verre d'eau de sirop de guimauve.

Ce purgatif est propre à faire couler la bile et les humeurs, soit épaisses, soit séreuses, qui se trouvent dans les veines les plus voisines des intestins, et entraîne les congestions de même nature, qui se font ordinairement dans l'intérieur du corps. Ce remède se prendra deux ou trois fois en mettant un jour d'intervalle, et dans le jour de repos le malade boira une simple tisane de saponaire, de bardane et de chicorée sauvage.

Si après tous ces préliminaires les duretés qui sont autour de l'ulcère ne s'attendrissent pas, ou ne semble pas paroître disposées à tomber en suppuration, le médecin choisi par le malade se servira d'un peu de précipité qu'il mettra dessus et qu'il laissera un jour, en recouvrant le tout d'onguent précédemment indiqué, et recouvert de charpie. Le lendemain on lève l'appareil, et on s'en tient simplement aux lotions et aux pansemens dont nous avons parlés, et qui doivent suffirent pour opérer la guérison parfaite; mais si après tous ces soins la dureté paroît plus enracinée et plus rebelle, on répétera l'usage du précipité, une fois seulement; car on ne doit employer les corrosifs que deux ou trois jours au plus. Vous laisserez ensuite écouler un intervalle de deux jours ou même trois, afin de voir quel sera l'effet. Si on avoit employé des corrosifs plus actifs, tels que les différens caustiques composés avec le sublimé ou l'eau forte, ainsi que plusieurs autres que l'art a inventé, et desquels je pense qu'on doit s'abstenir, comme étant beaucoup trop actifs sans être nécessaires; on doit au moins ne les employer qu'un seul jour, et dans une nécessité urgente. Ces corrosifs exigent ensuite quinze jours, ou tout au moins huit ou dix, pour que les chairs par eux détruites se séparent des autres. Mais, comme je l'ai dit, sans avoir recours à ces remèdes extrêmes, on arrive plus heureusement au but qu'on se propose ici par l'usage du précipité ou de quelqu'autre remède dont l'usage est ordinaire. On peut lui faire succéder celui qui se fait avec le vert-de-gris, comme *l'égyptiac*; car, tandis qu'on n'attend la chûte de l'escarre formée par les caustiques, on pourroit employer plus fréquemment les moyens plus doux, qui produisent ordinairement la coction de l'humeur contenue dans l'ulcère et une suppuration journalière, ce qui est très-avantageux. Au contraire, après l'application des caustiques qui détruisent violemment les chairs, l'ulcère demeure à sec pendant l'espace de huit jours, et cet effet, loin de produire un bien, n'est pas un petit obstacle à la guérison; car il faut, autant qu'il est possible, exciter la suppuration pour enlever l'humeur de la partie malade, et l'action plus profonde du caustique n'est pas un avantage de plus, car il ne peut détruire tout ce qui est corrompu. Ainsi, ce qui reste de l'humeur viciée trouvant toutes les issues fermées par l'action du caustique, agit plus puissamment sur les chairs qui sont autour de l'ulcère. Aussi la chûte de l'escarre, au lieu de trouver l'ulcère dans un meilleur état, on ne trouve qu'une plus grande corruption et un ulcère beaucoup plus étendu; car, à la chûte de l'escarre, les bords se dilatent, et l'expérience nous a convaincu qu'il vaut beaucoup mieux s'abstenir de ces caustiques dans la maladie dont nous parlons. Mais, me direz-vous, je connois plusieurs exemples d'ulcères guéris par une seule application de l'eau forte, et moi, j'en connois aussi; j'en ai même guéri quelques-uns dans ma jeunesse par ce moyen que j'ai employé, entraîné par l'exemple de mes confrères; mais j'ai changé d'avis dans la suite, parce qu'elle a souvent produit l'effet contraire. J'ai recherché ensuite avec soin, soit par les raisonnemens, soit par l'expérience, par quelle raison ce remède et tous les remèdes pareils guérissoient certains malades, et en exposoient d'autres aux accidens les plus graves; et j'ai reconnu qu'ils ne peuvent être avantageux qu'à ceux dont la maladie étoit récente, parce qu'alors ils absorbent ou à peu près la totalité du virus, mais dans ce cas on opère également la guérison, ou par des simple fomentations d'eau tiède, ou par quelques applications de précipité, s'il y a une légère callosité; et ces moyens n'exposent le malade à aucun danger, et guérissent les malades radicalement, à l'aide des purgatifs réitérés et de l'usage interne des différentes formules indiquées dans les chapitres suivans des autres symptômes vénériens.

Mais quelquefois l'enflure excessive du prépuce empêche de découvrir le gland qui se trouve souvent alors garni d'ulcères douloureux, cette enflure se dissipe fort bien par les fomentations que nous avons prescrites et mieux encore par l'usage d'une décoction de morelle, de fleurs de sureau, de serpolet et de racine de guimauve, et par des injections à l'aide d'une petite seringue de cette décoction. L'injection doit être faite doucement et avec la décoction tiède. Quelquefois on est forcé de faire une incision au prépuce; mais il faut tout essayer avant d'en venir à cette extrémité. On y sera rarement réduit et même jamais, si on se conduit avec prudence, et qu'on emploie méthodiquement les fomentations, les injections et les purgatifs généraux. Si les ulcères qu'on apercevra, le gland étant découvert, sont de mauvaise qualité, il conviendra de faire usage d'un digestif convenable, sinon on emploie un médicament qui desséche sans être corrosif, et qui déterge légèrement, tel que le suivant.

Prenez suc de plantain, de roses et de chélidoine, thérébenthine claire ana ℥j, miel blanc ℥iij, aristologe ronde, aloès ana ʒij, farine d'orge ʒiij; mêlez sur le feu pour l'usage.

Il survient quelquefois des verrues, ces sortes d'accidens vénériens ne sont pas dangereux pour la santé du malade, mais sont bien les symptômes les plus difficiles à guérir. Plusieurs praticiens se servent de différens caustiques, tels que l'eau forte, la pierre infernale, ou autres semblables plus ou moins forts; mais, à mon avis, et d'après une expérience de plus de vingt-cinq annnées que je me suis livré au traitement de cette maladie, je ne me suis pas aperçu que ces différens corrosifs guérissoient; ils produisent seulement la chûte d'une partie, ou plutôt de la superficie de ces verrues qui reparoissent dans leur primitif état, trois ou quatre jours après la cessation de tous ces corrosifs. D'après la certitude de cette expérience, il vaut donc mieux ne pas les employer, et n'avoir recours et ne compter que sur l'effet d'un remède assez énergique pour en détruire le vice radical. On y parviendra en y appliquant le composé suivant.

Prenez ocre jaune pulvérisé ℥iv, sabine en poudre ℥iv, cérat de Galien, suffisante quantité pour faire une pommade qu'on appliquera trois fois par jour sur les verrues, en recouvrant ladite pommade d'un peu de charpie; dès le premier ou deuxième jour, les verrues tomberont en suppuration; lorsqu'on s'apercevra qu'elles sont au niveau de la peau, on discontinuera l'usage de cette pommade pour faire l'application des fomentations ci-dessus prescrites, ou du médicament détersif précité du suc de plantain et de roses, etc. On ne négligera point les remèdes internes et les purgatifs dont nous avons déjà parlé, et dont nous donnerons encore différentes recettes.

CHAPITRE IX.

De la gonorrhée virulente ou chaude-pisse.

Le virus vénérien, une fois introduit dans la masse du sang, produit différens symptômes qui se déclarent plus ou moins promptement chez les uns que chez les autres. La raison de cette différence vient de la malignité des semences contagieuses et de la disposition plus ou moins grande des corps à les recevoir.

La gonorrhée virulente, qui n'est autre chose qu'un écoulement jaune et verd, se fait apercevoir chez les hommes par le canal de l'urètre, et par le vagin ou la vulve chez les femmes. Cet écoulement a lieu ordinairement le deuxième, troisième, quatrième ou sixième jour, au plus tard, après un commerce impur. L'impression primaire du virus se fait apercevoir par un sentiment de plaisir tout le long de l'urètre; bientôt ce plaisir se change en douleurs vives, le bout de l'urètre devient rouge et sensible, chaud et ouvert plus qu'à l'ordinaire. On éprouve dans les parties naturelles, surtout en urinant, un chatouillement inaccoutumé, sans douleur d'abord, à la vérité, mais avec une certaine chaleur qui chaque fois approche davantage de la douleur. Le mal augmente peu à peu, il survient une tension, une roideur, une dureté involontaire et douloureuse de la verge, l'écoulement d'une couleur jaune et verte augmente considérablement, particulièrement lorsqu'après avoir uriné la vessie se resserre fortement; la difficulté d'uriner croît de jour en jour, avec un sentiment d'acrimonie et de chaleur mordicante dans tout l'urètre, tous les symptômes deviennent plus violens, le périnée est enflé et douloureux; lorsqu'on le presse, le malade éprouve en urinant une vive cuisson, il y a une érection fréquente, involontaire, douloureuse, accompagnée d'une constriction de la verge, laquelle se courbe même quelquefois. Il coule beaucoup d'humeur purulente, chaude, délayée, âcre, tantôt de couleur cendrée, tantôt marquée de points de raies de filamens sanguins, tantôt fétide, jaune, verte, et véritablement purulente. Enfin toutes ces douleurs finissent avec le temps et le secours des remèdes que nous allons indiquer. Les mêmes symptômes se manifestent chez les femmes, les mêmes remèdes doivent leur être administrés, mais à des doses moins fortes et avec plus de ménagement, attendu qu'elles sont naturellement plus foibles et plus délicates; c'est au médecin qui a leur confiance à régler l'administration des médicamens qu'elles doivent prendre. Voici la cure préliminaire de cette maladie pour l'un ou l'autre sexe.

Prenez saponaire, racine de bardane hépatique ana ℥j, semence de gremil 2 gros; faites bouillir le tout ensemble dans deux pintes et chopine d'eau réduites à deux pintes; ajoutez, en retirant le pot du feu, long comme le doigt de réglisse. Le malade boira cette tisane pendant quatre jours seulement, le cinquième il prendra la médecine suivante.

Prenez extrait de follicules de séné mondé ℈j, extrait de rhubarbe ℈j, extrait de jalap ℈ß, sirop de pommes composé ℥ij.

Faites fondre le tout dans un verre d'eau sucrée que le malade boira en une fois le matin à jeun, en prenant pendant son effet, ou un verre d'eau de sirop de guimauve, ou un verre de tisane ordinaire ou de thé léger, ou si le malade préfère prendre cette purgation en pilules, il la fera de la manière suivante.

Prenez les mêmes extraits ci-dessus indiqués à la même dose, faites quinze ou seize pilules avec une suffisante quantité de confection hamiech, ou si le malade répugne à toutes sortes de médicamens, mêlez à ces quatre substances, pour les rendre agréables, une once de conserve de kinorrhodon, et prenez le tout en deux fois à la pointe d'un couteau ou avec une petite cueiller à café.

Cette purgation, sous ces trois formes, est un purgatif doux et excellent pour purger les humeurs bilieuses et acrimonieuses, pour dégager l'estomac et les intestins des humeurs superflus, et enfin pour disposer le malade à prendre l'eau antivénérienne dont nous allons donner la recette sous différentes formes, pour satisfaire tous les goûts.

Cette purgation se répétera deux jours de suite; le malade se reposera le troisième, sans discontinuer l'usage de la tisane précitée les jours d'intervalles. Le cinquième ou sixième jour, suivant les forces du malade, on reprendra une troisième purgation, et on passera enfin à l'usage de l'eau antivénérien suivante.

Prenez terre folliée soluble hydrargyreuse ʒij, sel d'oseille ʒiv ; mêlez l'un et l'autre ensemble, réduisez en poudre très-fine dans un mortier de verre, ensuite projetez dans environ quatre litres d'eau distillée, faites bouillir pendant un quart-d'heure, laissez refroidir la liqueur, passez-la deux fois par le papier. On prend ℥iij de cette liqueur que l'on verse dans ℔ij d'eau distillée de réglisse que l'on passe encore deux fois gouttes à gouttes par le papier.

La dose de cette dernière est de ℥iij, ou de six cuillerées à bouche qu'on verse dans une pinte de tisane que le malade boit dans le courant de la matinée, à jeun, ou une partie le matin, une heure avant son déjeûner, et l'autre partie une heure ou deux avant le souper. Lorsque le malade a continué six jours l'usage de cette eau, il recommence la purgation, et enfin quand la maladie a parcouru tous ses périodes, que les douleurs dans l'érection et en urinant ont cessées, le malade pourra s'injecter dans le canal de l'urètre avec une décoction de fleurs de balauste, de feuilles de chêne et de plante de morelle. Il y a des praticiens qui, dès les premiers jours de cette maladie, et surtout en Angleterre, qui conseillent de faire des injections dès que l'écoulement de la gonorrhée paroît. Ces moyens, à mon avis, sont très-dangereux, et exposent toujours les malades à la répercution de l'humeur sur les bourses où elles occasionnent des stranguries ou des rétentions d'urine, ou mettent le malade dans un danger éminent. Un malade qui étoit atteint d'une gonorrhée virulente, vint un jour me consulter. Après avoir fait, le premier jour qu'il s'étoit aperçu d'un écoulement, une injection composée d'un gros de vitriol dans une chopine d'eau de plantain, l'écoulement sembla disparoître un moment, mais une partie du *virus* se répercuta sur l'œil droit, et y occasionna un écoulement semblable et de la même nature que celui de la gonorrhée. Je lui administrai l'eau dont je viens de donner la formule; elle le guérit de l'un et l'autre écoulement en quarante-cinq jours, mais l'œil fut tout à fait perdu par son imprudence. Les injections ne sont donc, par conséquent, utiles que lorsque toute l'acrimonie du virus est corrigée, et que toutes les douleurs ont cessé, comme nous venons de le dire.

CHAPITRE X.

De la gonorrhée bâtarde ou fausse gonorrhée.

On appelle gonorrhée bâtarde ou fausse gonorrhée, un écoulement chez les hommes qui se fait entre le prépuce et le gland, d'une matière puriforme, grasse et fétide. Son siége est aux glandes sébacées qui occupent cette partie.

Il y en a de deux sortes, l'une bénigne, qu'on attribue à la malpropreté, ou à quelques écarts dans le régime ; l'autre, vénérienne, et qu'on ne distingue de l'autre que par des symptômes vénériens concomitans ; car l'une et l'autre présentent les mêmes phénomènes. La vénérienne est le plus souvent accompagnée de rougeurs d'un rouge pourpre qui paroissent comme une flamme sur le gland, ou de légères excoriations, ou surtout d'un écoulement par le canal de l'urètre, ou sans écoulement, alors la guérison en est plus difficile.

Aucune des deux espèces n'est à redouter pour les suites, pour peu qu'elles soient bien traitées ; mais si la vénérienne est négligée, si l'humeur qui séjourne n'est pas corrigée, elle peut dégénérer en phimosis, ou y donner lieu.

Pour guérir la première, c'est-à-dire la bénigne, il suffit d'étuver la partie avec un peu de fleurs de sureau et de guimauve, et d'y laisser des plumaceaux chargés de la même décoction. On renouvelle ce pansement plusieurs fois le jour ; c'est l'affaire de quatre ou cinq jours, sans qu'il soit besoin de prendre aucun médicament antivénérien.

La gonorrhée bâtarde vénérienne exige d'autres secours, bien que ceux qu'on vient d'indiquer y soient très-efficaces, mais nous ne devons les regarder que comme préliminaires au traitement curatif. Cette gonorrhée bâtarde qui est toujours la suite d'injections faites mal-à-propos par des hommes inexpérimentés, présente beaucoup plus de difficulté pour la guérison que celle naturelle, c'est-à-dire dont l'écoulement se fait par le canal de l'urètre ; cependant on parvient à la guérir à l'aide de l'usage de l'eau antivénérienne prescrite dans la gonorrhée dont nous avons parlé au *chapitre IX.* On prend cette eau pendant un mois, on purge le malade tous les sept jours; on met des compresses trois fois par jour entre le prépuce et le gland, d'eau de plante de morelle, de serpolet et de fleurs de sureau. Après un mois de pansement, on substitue à cette décoction l'extrait de saturne, à la dose de 2 gros environ, qu'on met dans un grand verre d'eau, et dont on met des plumaceaux entre le gland et le prépuce; c'est ce dernier pansement qui doit terminer la cure à l'aide de l'eau antivénérienne.

CHAPITRE XI.

De la gonorrhée vénérienne sèche.

On appelle quoiqu'improprement gonorrhée vénérienne sèche, la maladie dans laquelle l'homme éprouve, après un commerce impur, une ardeur d'urine très-considérable, c'est-à-dire une difficulté d'uriner accompagnée de chaleur, de douleur ou de cuisson très-vive au périnée, au col de la vessie et tout le long de la verge; quelquefois il ne rend les urines que goutte à goutte, et se trouve alors atteint de strangurie;

quelquefois il sort comme par jets ou par gouttes, une matière muqueuse ou séminale dont la sortie ne soulage point le malade. Cet état qui peut faire des progrès très-rapides, et peut-être bientôt suivi de cangrène, surtout lorsqu'il y a phlogose ou rougeur avec tension à l'extérieur, exige les plus prompts secours.

Pour y remédier efficacement, on met le malade à une diète sévère, et on le prive absolument de café, de vin pur, d'alimens salés; on lui ordonne cinq ou six bains de suite; on lui fait faire usage d'une simple tisane de graine de lin, de racine de guimauve et de graine de pavots blancs; mais lorsqu'un écoulement de matière purulente succède au premier état, on lui fait faire usage de l'eau antivénérienne, soit en pilules, soit en eau, jusqu'à parfaite guérison.

Je ne parle point des dépôts ou des fistules qui peuvent se former au périnée à la suite de cet état, ni de la gangrène qui accompagne quelquefois ce mal. Ces sortes d'accidens n'arrivent jamais lorsqu'un malade est confié à mes soins. Il n'est pas question non plus ici des difficultés d'*uriner*, *qui sont les* suites ou reliquats d'anciennes gonorrhées, et qui exigent le secours des sondes ou des bougies.

CHAPITRE XII.

De la gonorrhée vraie ou humide.

On appelle gonorrhée tout écoulement de matière muqueuse ou purulente par le canal de l'urètre chez l'homme, et par l'urètre ou le vagin chez la femme. Lorsque l'écoulement dans ce dernier cas se borne à celui d'une matière muqueuse par le vagin, qui ne tache point ou presque pas le linge, alors il prend le nom de perte, ou de fleurs blanches dont il n'est pas question ici.

Indépendamment de la gonorrhée fausse ou bâtarde et de la sèche, dont on a fait mention, on distingue plusieurs espèces de gonorrhées, surtout chez les hommes, la gonorrhée habituelle ou des *anciens*, la *gonorrhée* simple ou éphémère, et la gonorrhée vénérienne.

La gonorrhée habituelle est celle dans laquelle il se fait habituellement, surtout lorsque le malade va à la garde-robe, un écoulement de semence ou de matière muqueuse semblable. On l'attribue au relâchement des vaisseaux, à l'épuisement; et la décoction de bourrache, de fleurs de balauste, les eaux ferrugineuses, les restaurans sont les secours appropriés à ce cas.

La gonorrhée simple ou éphémère, le plus souvent produite par l'usage de la bière, se fait sentir pendant quelques jours par un écoulement de matière muqueuse blanche; elle est due surtout à l'usage des liqueurs qui n'ont pas assez fermenté, et un petit verre ou deux d'eau-de-vie ou de punch y remédient.

La gonorrhée vénérienne qu'on a distinguée en plusieurs espèces chez l'homme et la femme, à raison de son siége, existe lorsqu'un sujet, après un commerce impur, éprouve trois, quatre ou six jours après, si c'est un homme, un peu de chaleur, de chatouillement, de rougeur à l'extrémité du canal de l'urètre, avec chaleur, ardeur d'urine, accompagnée d'un peu d'humidité à l'extrémité de ce canal; si c'est une femme, de la rougeur, un peu de chaleur, de cuisson, avec phlogose ou légère excoriation à la vulve, à l'entrée du vagin, et même assez souvent à l'*extrémité du meaurinaire et aux en-*

virons du clitoris, et une humidité plus abondante à ces parties.

Elle est de deux sortes principales, ou *bénigne* ou virulente; la gonorrhée vénérienne bénigne chez l'homme se borne ordinairement à la fausse naviculaire, chez la femme à l'entrée du vagin et à la fourchette. L'humeur qui coule d'abord muqueuse devient peu de temps après jaune, elle coule peu abondamment et comme par gouttes; elle n'empêche pas même le malade de dormir; et s'ils observent un régime adoucissant, rafraîchissant, cette gonorrhée s'arrête pour ainsi dire d'elle-même, au bout d'une vingtaine de jours chez les hommes; mais elle s'étend toujours au-delà de ce terme chez les femmes. Quoiqu'elle soit arrêtée, il faut que les sujets fassent toujours les remèdes que nous avons indiqués pendant plusieurs jours, parce que l'expérience a appris que quelquefois le virus se cantonne, et peut reparoître long-temps après.

La gonorrhée virulente se manifeste par un écoulement beaucoup plus abondant de matière d'un jaune verdâtre. Quand le malade urine, si c'est un homme, il sent une ardeur très-vive tout le long du canal de l'urètre, il est sujet à de fréquentes érections qui se renouvellent surtout la nuit, et si les obstacles, les brides formées dans le canal de l'urètre, sont telles que la verge semble se tordre ou fait l'arc de cercle dans l'érection, on la dit cordée. Le canal de l'urètre se goufle, s'enflamme, et il y a comme une corde tout le long de la verge au-dessous. Cette gonorrhée a son siége dans tout le canal de l'urètre.

Chez les femmes, on observe que le plus souvent elle occupe le méat urinaire, ainsi que ses lacunes; il y a en même temps phlogose ou excoriation aux nymphes, à la vulve, et elles éprouvent en urinant presque la même ardeur et le même feu que l'homme. La gonorrhée bénigne peut, par l'effet de la malpropreté, du défaut de soins ou des écarts ou des fautes dans le régime, devenir aussi forte et aussi virulente que celle-ci; mais quand les sujets observent ce qui convient, cela n'arrive jamais.

La gonorrhée virulente bien ou mal traitée peut être suivie d'accidens qui sont quelquefois inévitables, comme de faire fluxion sur les bourses chez l'homme, d'être suivie de bubons, d'ophtalmie vénérienne et de chancres. Cependant, quand le sujet est très-propre, a soin de porter un suspensoir, si c'est un homme, se met d'abord à un régime convenable, évite l'usage du vin pur, du café, des liqueurs, et prend la tisane indiquée au *chapitre IX*, continuée six ou huit jours seulement jusqu'à la fin de la guérison, en y joignant l'eau antivénérienne, et observant de prendre une des purgations ci-devant précitées tous les sept jours, on n'aura à craindre aucun accident.

Mais si le malade néglige les soins de la propreté, s'il fait des excès, monte à cheval, néglige de porter un suspensoir, alors il s'expose à tout; l'humeur virulente qui coule et séjourne, infecte les parties voisines; le mal se communique par les vaisseaux lymphatiques jusqu'aux glandes des aines; et si l'écoulement vient à se supprimer tout à coup, il se trouve atteint ou d'une ophtalmie vénérienne, ou d'une tumeur inflammatoire aux bourses, ou d'une douleur au col de la vessie répondant à l'anus.

Les femmes supportent mieux, en général, cette maladie que les hommes, par la raison que la partie qui lui sert même le plus souvent de siége, qui est l'extrémité du méat urinaire, n'est ni aussi étroite, ni aussi sensible, ni aussi irritable que chez l'homme, et que quelquefois elle a son siége à l'entrée du vagin et à la fourchette, qui sont hors de la portée du passage des urines qui, chez l'homme, irritent et renouvellent sans cesse les accidens. Cette circonstance de moindre intensité dans cette maladie chez les femmes, toutes choses égales d'ailleurs, a persuadé à quelque maître de l'art, qu'un écoulement d'humeur verdâtre chez la femme n'étoit pas toujours une gonorrhée vénérienne, mais un effet de l'âcreté des humeurs, surtout de celle du sang menstruel. Mais qu'on ne s'y trompe pas, lorsque la matière d'un écoulement qu'on appelle chez elles fleurs blanches d'un mauvais caractère est d'une couleur jaunâtre, elle est presque toujours suspecte, ou du moins exige les mêmes secours. Le plus souvent c'est l'effet d'une dégénérescence du virus qui n'a plus la même activité, qui se communique même difficilement aux hommes, surtout à ceux qui sont propres, mais qui n'exposent pas moins les femmes à d'autres accidens si elles négligent cet état. On distingue la gonorrhée vénérienne chez elles lorsqu'elle a son siége à l'entrée ou dans l'intérieur du vagin, des fleurs blanches d'un mauvais caractère, en ce que celles-ci cessent de couler lors de l'apparition des règles, au lieu que la matière d'une gonorrhée se mêle à celle du sang menstruel. Lorsque le mal occupe les parties exposées au passage des urines, elles éprouvent des ardeurs en urinant, et l'inspection seule des nymphes et de la partie supérieure de la vulve qui sont flogosées, suffit pour ne laisser aucun doute.

Une gonorrhée virulente dans l'un et l'autre sexe, est presque toujours accompagnée de bubons vénériens, ou d'engorgement plus ou moins sensible aux glandes des aines. Lorsque les femmes négligent les soins de la propreté, elles ne tardent pas à avoir des chancres ou des excoriations qui occupent l'entrée du vagin, les nymphes, les caroncules myrtiformes, et qui y forment des callosités ou des brides qui rétrécissent ces parties; et lorsque le mal est négligé, le pus en coulant et se séjournant fait bientôt naître des verrues, des condylomes qui règnent ordinairement depuis la vulve jusqu'à l'anus.

Chez les hommes lorsque le mal est négligé, ainsi que les soins de la propreté, il se forme au bout du gland et au prépuce du côté du frein, de petits chancres et des excoriations qui rongent ces parties; souvent le mal qui se bornoit à la fausse naviculaire, ou vers le milieu du canal de l'urètre, gagne la glande de *littre.* Le prostate la rend dure, presque squirreuse, et rend le mal très-difficile à guérir.

Pour prévenir tout ces accidens, je fais faire usage aux malades d'abord la tisane prescrite au chapitre IX; je leur interdis les forts exercices surtout à cheval, le vin pur, les choses salées, le café, les liqueurs; et lorsque l'inflammation commence à s'apaiser, je leur fais prendre une des purgations du chapitre IX; et après l'usage de deux ou trois purgations, je les mets à celui de l'eau antivénérienne décrite au même chapitre, où je leur fais prendre les pilules suivantes qui sont aussi efficaces.

Prenez terre folliée soluble hydrargyreuse gr. viij, crême de tartre et sel d'oseille ana gr. x, extrait de jalap desséché, de rhubarbe ana gr. xxxij; mêlez le tout ensemble selon l'art, et faites trente-deux pilules dorées avec une suffisante quantité de confection hamech. La dose en est d'une ou deux le matin, à jeun, en buvant pardessus ou deux ou trois verres d'eau pure, ou deux ou trois verres de la tisane précitée. La tisane est préférable à l'eau quand le malade a la commodité de la faire, mais dans le cas contraire l'eau remplira le même but. J'ai l'expérience que ce remède détruit en moins de six semaines le vice radical de cette maladie, sans empêcher le malade de vaquer à toutes ses affaires. Il n'est besoin avec ce remède que d'observer les soins de la propreté; ses effets sont tels que tout le monde n'en devroit pas faire d'autre, et il seroit même à souhaiter pour le bien de l'humanité que cette méthode fût admise dans les hôpitaux vénériens, pour remplacer le sublimé corrosif qui est presque toujours insuffisant pour guérir radicalement les sujets atteints de symptômes un peu compliqués.

J'ai été consulté quelquefois par des femmes attaquées d'un écoulement de matière jaunâtre par le vagin, appelé improprement par quelques personnes, maladies des femmes, et auxquelles on avait conseillé d'aller prendre les eaux de Barèges, de Bagnières ou de Cauteretz, et que j'en ai détournées parce que j'ai l'expérience que le principe sulfureux dont ces eaux sont chargées ne sert qu'à réveiller le virus vénérien, et à lui donner plus d'activité lorsque le mal tient à une cause de cette nature qui est ordinaire. Aussi celles qui ont préféré l'usage de notre méthode ont-elles eu la satisfaction de se voir délivrées de cette incommodité, au lieu que celles qui ont été prendre ces eaux ont eu à s'en repentir.

De la fluxion vénérienne sur les bourses.

Un accident qui n'est pas rare chez les hommes attaqués de la gonorrhée virulente, est la fluxion vénérienne sur les bourses, soit qu'elle dépende d'une irritation purement nerveuse dans ces parties, soit de la métastase du virus. Cet accident n'arrive en général qu'à ceux qui, dans ce cas, négligent le soin de porter un suspensoir, ou qui montent à cheval, ou qui fatiguent, irritent ces parties par quelque cause que ce soit. Il arrive encore quelquefois à la suite d'un mauvais traitement, et surtout après l'usage des injections astringentes dans le canal de l'urètre. Il peut survenir aussi sans cause apparente, mais il n'arrive jamais sans une diminution sensible de l'écoulement, et quelquefois il y a une suppression totale.

La maladie se déclare par un gonflement douloureux de l'un ou des deux testicules. Ce gonflement qui agit rapiment est bientôt accompagné de chaleur, de tension, de rougeur à la peau, et d'un sentiment de pesanteur qui tiraille ces parties. La partie est dure, rénitente; le malade ne dort pas, et cet état est ordinairement accompagné de fièvre.

On ne peut confondre cette tumeur inflammatoire ni avec l'hydrocèle, qui est une tumeur froide, luisante et transparente, ni avec le sarcocèle, qui est de même sans chalenr, sans rougeur, souvent sans douleur, et qui se fait par une congestion lente, au lieu que cette fluxion est inflammatoire, subite, et parvient en très-peu de jours au plus haut degré.

Si l'on n'y apporte les secours convenables, cette tumeur peut devenir squirreuse, carcinomateuse, ou tomber en suppuration, ce qui est toujours fâcheux, nécessiter la castration, ce qui l'est encore davantage. Un mauvais traitement y a quelquefois contraint, et on remarque que les bains, les cataplasmes émolliens et chauds sont très-contraires dans ce cas.

La plus heureuse terminaison est la résolution ou le dégorgement de la partie, qu'il n'est pas en général difficile d'obtenir par les moyens suivans.

Le principal secours est un suspensoir bien fait, qui relève les bourses et les contient sans les trop presser. On tache, par toutes sortes de moyens, de rappeler l'écoulement qui se faisoit par le canal de l'urètre, qui est la seule voie de décharge de l'humeur amassée dans les bourses; on fait tremper pour cet effet, le bout de la verge dans l'eau chaude, et on l'y tient un peu de temps. Si l'inflammation est trop forte, les douleurs très-vives, il n'y a point d'inconvénient de faire au malade une ou plusieurs saignées. On lui donne des lavemens émolliens, on le tient au régime, au repos, et on couvre la partie d'un cataplasme avec les quatre farines résolutives froid. On lui fait prendre en même temps l'eau dont nous avons donné la recette, et pour boisson la tisane de chicorée sauvage, de graine de lin, de pariétaire, avec un peu de racine de réglisse. On observe de tenir le ventre libre, soit en faisant prendre au malade des lavemens ou quelques purgatifs minoratifs appropriés. L'engorgement de la tumeur disparoît en cinq ou six jours, et en cinq ou six semaines le malade obtient une guérison parfaite.

Du bubon vénérien.

Le bubon vénérien est une tumeur au pli de l'aine, formée par l'engorgement et le gonflement d'une ou plusieurs glandes inguinales. On le distingue d'une tumeur herniaire, en ce que celle-ci est mollette, disparoît par la pression et par la position horizontale du corps; au lieu que le bubon vénérien est une tumeur dure, douloureuse, ferme d'abord, roulante sous le doigt, quelquefois oblongue, et qui ne se dissipe ni par la pression, ni par une position horizontale du corps.

Le bubon vénérien est toujours un symptôme secondaire ou subséquent d'un autre, c'est-à-dire d'un chancre ou d'une gonorrhée. *Le virus en pre-*

nant la route des vaisseaux lymphatiques, engorge par sa présence ou par une irritation nerveuse, les glandes inginales qui leur servent de point d'appui.

Plus un bubon vénérien est touché, médicamenté, plus il s'irrite; il ne veut aucun traitement particulier. Si la gonorrhée est supprimée, on tâche de la rappeller; je fais prendre intérieurement au malade l'eau dont nous avons donné précédemment la recette, qui agit dans ce cas surtout, de la manière la plus prompte et la plus efficace, en se mêlant à nos humeurs et circulant avec elle. On aide son effet avec de légers purgatifs, tels que ceux dont nous avons déja donné la formule. Lorsqu'on n'a pas pu en procurer la fonte, que le bubon est très-douloureux, qu'il commence à changer la couleur de la peau, et que les battemens annoncent qu'il suppurera, on l'abandonne à la nature, en le couvrant seulement d'un cataplasme de farine de graine de lin et d'eau de guimauve, pour ramollir un peu la peau. Le pus se fait jour de lui-même, et s'il ne sortoit pas après des signes manifestes de fluctuation, on mêle au cataplasme un peu de vieux levain avec un peu de vinaigre, ou pour opérer plus promptement et pour procurer la sortie à la matière, on applique sur le milieu du bubon gros comme une grosse tête d'épingle de pierre à cautère qu'on recouvre ensuite d'un emplâtre fondant. Après cette opération, on lève l'appareil le lendemain et on panse la plaie tout simplement avec un peu de baume tranquille, en recouvrant toute la largeur du bubon d'un emplâtre fondant; on le panse trois fois par jour, et à l'aide de l'usage de l'eau précitée, sans observer aucun régime que celui de se priver des crudités. Le malade en obtient la guérison radicale en soixante jours.

De l'ophtalmie vénérienne.

L'ophtalmie vénérienne, se manifeste presque subitement et sans cause apparente, par une rougeur de la conjonctive avec écoulement d'humeur d'abord limpide et âcre, ensuite purulente et jaunâtre. Toute la conjonctive apparente devient rouge, graveleuse, et comme si elle étoit parsemée de graviers et de grains de millet, et se tuméfie bientôt au point que la cornée en paroit déprimée et enfoncée. La lame externe de la cornée devient terne et blanchit un peu. Lorsque le mal fait beaucoup de progrès, l'intérieure de la paupière inférieure devient granuleuse comme la conjonctive, et finit quelquefois par se renverser par le boursoufflement de sa substance; quelquefois aussi la cornée transparente s'exfolie et perd une partie de ses tuniques, ce qui la rend alors incapable de résister à l'effort de l'humeur aqueuse de l'œil, et fait ressortir la cornée au point de produire un véritable staphilôme.

On reconnoît aisément cette espèce d'ophtalmie à la célérité de ses progrès, à l'inspection de la conjonctive qui a un œil de chair et comme parsemée de grains, et surtout à la circonstance où se trouve le malade d'être toujours atteint de gonorrhée vénérienne et de chancres dont cette ophtalmie est une suite ou symptôme subséquent et concomitant, qui paroît dépendre de la contagion portée par les doigts du malade d'une partie à l'autre, plutôt que d'une métastase subite; quoique la diminution dans l'écoulement de la gonorrhée ou dans la suppuration des chancres semble le donner à croire.

Quelqu'en *soit la cause déterminente*

ou occasionnelle, on doit tâcher d'entretenir ou de rappeler par tous les moyens convenables indiqués précédemment, l'écoulement de la gonorrhée, si elle existe, et le rendre plus abondant, ou augmenter la suppuration des chancres. En même temps on fait étuver les yeux du malade presque à chaque instant avec du lait chaud ou de l'eau de guimauve, à laquelle on ajoute l'eau rose, et par fois quelques gouttes d'extrait-de-saturne; on les couvre nuit et jour de compresses trempées dans la même eau, et par-dessus on fait appliquer à froid un cataplasme fait avec les quatre farines résolutives. En même temps je fais prendre au malade l'eau déjà indiquée dans les chapitres précédents, ou les pilules suivantes : prenez terre folliée hydragyreuse soluble gr. xvj, sel d'oseille ʒß, extrait de jalap et de rhubarbe ana ʒij, pulpe de farine de lin, ʒij; mêlez le tout ensemble et faite soixante et douze pilules avec une suffisante quantité de confection hamech. La dose de ces pilules est d'une le matin et l'autre le soir, en buvant par-dessus quelques verres de tisane faite avec les cinq racines apéritives majeurs. Mais avant que d'envenir à l'usage de ces pilules, il est à propos de disposer le malade par la purgation suivante : sel depsom ℥j, émétique gr. ß, sirop de pomme composé ℥j ; mêlez le tout ensemble dans une pinte d'eau que le malade prend le matin à jeun en quatre verres, en buvant pendant son effet, ou quelques verres de thé léger ou de tisane de chicorée amère. Lorsque le mal commence à diminuer, que l'humeur qui coule devient lymphatique, on purge le malade de nouveau avec la même purgation ci-dessus indiquée, ou quelautre analogue à son état et constitution. Avec ce traitement, on n'a besoin d'aucune opération.

Je ne saurois être de l'avis d'Astruc et de Saint-Yves, qui conseillent d'emporter le bourrelet qui se forme autour de la cornée sur la conjonctive, lorsqu'il y a comme des carnosités, je les fais toucher légèrement avec un pinceau trempé dans une dissolution de vitriol. La méthode qu'ils proposent, quoique praticable, ne me paroît point nécessaire, attendu qu'en mettant le malade à un régime conforme à son état, en lui tenant le ventre libre, et lui faisant prendre des bains et ces pilules, on n'est jamais obligé d'avoir recours à de pareils moyens.

Des chancres.

On donne le nom de chancres à de petits ulcères ordinairement ronds, avec des bords plus ou moins durs et relevés, accompagnés d'une douleur cuisante et comme d'un sentiment de feu. On observe ces petits ulcères à la bouche et aux parties de la génération; on en reconnoît de deux sortes, les uns non vénériens ou non virulens, et d'autres qui le sont.

Les chancres non vénériens qui occupent la bouche sont encore de plusieurs sortes; les uns sont creux formant le godet et d'un rouge vif, et paroissent surtout sous la langue et sur les côtés, ce sont les plus doux. D'autres ressemblent aux vénériens, ont des bords plus relevés, un fond grisâtre et applati, et on ne les distingue des vénériens que par la circonstance où se trouve le malade. Ceux qui accompagnent le scorbut sont plus étendus, plus plats que les vénériens, et ne paroissent presque jamais sans quelques ulcères ou excoriations aux gencives; les vénériens sont plus circonscrits, causent un sentiment plus vif.

Les chancres qui occupent les parties de la génération sont tous vénériens; mais il y en a de deux sortes, les uns qui sont de nature bénigne, d'autres très-malins ou très-virulens.

Les premiers paroissent pour l'ordinaire vingt-quatre heures après un commerce suspect. Ils causent à la partie à peu près le sentiment d'une piqûre d'épingle qui brûle, et se manifestent le plus souvent à la peau externe du prépuce aux environs du filet et sur la verge indistinctement. On en voit aussi sur la couronne du gland; ils creusent la partie en formant le godet; leur fond est d'abord d'un rouge sanguin, et bientôt couvert d'une croûte sèche; ils s'irritent par le frottement, mais ne deviennent jamais conséquens. Pour les guérir, il suffit de les étuver avec une forte décoction de plante de morelle, de serpolet et de racine de guimauve, ou un digestif quelconque si l'inflammation n'est pas trop grande. Ces ulcères abandonnés à eux-mêmes peuvent durer des mois entiers, et produire des accidens fâcheux si on néglige de les traiter convenablement.

Les chancres vénériens malins ou virulens sont encore de deux sortes, en égard à leur cause. Les uns sont de cause externe et de nouvelle date, les autres dépendent du vice des humeurs infectées du virus vénérien.

Les uns annoncent une infection purement locale, mais ils se manifestent de même. C'est d'abord comme un gros bouton plat et rouge qui se couvre d'une croûte, et dont la chute laisse apercevoir un fond grisâtre et comme applati par le soulèvement des bords qui sont durs, rouges et animés. Leur siége le plus ordinaire chez les hommes est à la couronne du gland, à la partie interne du prépuce, surtout aux environs du filet, et ailleurs. Chez les femmes, ils occupent le plus souvent l'entrée du vagin, les caroncules myrtiformes, les nymphes, le clitoris, et quelquefois la vulve. Ils rendent d'abord une sérosité âcre et corrosive qui ronge la partie, et produit comme un sentiment de feu. Si l'on n'y remédie, ils font bientôt des progrès, et peuvent produire les plus grands ravages dans toutes les parties qu'ils attaquent.

Ceux qui sont locaux et dépendant d'un virus récent, guérissent facilement, et en moins de vingt-cinq jours, lorsqu'ils sont bien traités. Ceux qui sont produits par l'infection générale des humeurs ne guérissent que lorsque le virus qui les fomente est détruit. Tous exigent un traitement local et particulier, concurremment avec les secours internes, quoiqu'il soit possible d'obtenir quelquefois leur guérison sans les traiter localement; mais comme ils font des progrès rapides, il convient de les traiter méthodiquement.

Le traitement particulier qui réussit le mieux est un mélange de sept ou huit parties d'onguent basilicum sur une de précipité rouge. On continue ainsi jusqu'à parfaite guérison; mais ceux qui occupent l'intérieur du prépuce, la couronne du gland chez l'homme, ainsi que l'intérieur du vagin chez les femmes, ont besoin d'être étuvés avec une forte décoction de plante de morelle, de serpolet et de racine de guimauve, à cause de l'irritation et de l'inflammation qu'ils causent à ces parties. Ceux de la bouche doivent être traités par un gargarisme fait avec une forte décoction de gaïac et de salsepareille, dont le malade se gargarise quatre ou six fois dans la journée. Avec tous ces moyens locaux et l'usage des remèdes internes, soit en eau ou en pilules, dont nous avons donné les recettes, tous les chancres suppurent très-bien, et en moins de trente ou quarante jours ils sont tous cicatrisés et guéris.

Du phimosis.

On appelle phimosis cet état du prépuce et de la verge chez l'homme, dans lequel le gland se trouve entièrement recouvert par le prépuce qui est fermé, avec impossibilité de le mettre à découvert. Cet état est en même temps accompagné de douleur, de gonflement, quelquefois de difficulté d'uriner, qui dépend de celle du passage des urines. Pour qu'un phimosis ait lieu, il suffit que les bords du prépuce soient attaqués d'excoriations ou de chancres vénériens; le rétrécissement et les brides qui se forment alors à cette partie, resserrent le prépuce froncé en manière de bourse, et produisent la maladie. Le phimosis, comme le bubon vénérien, est un accident secondaire ou subséquent qui dépend des chancres ou des excoriations vénériennes.

Un effet presque inévitable du phimosis est la rétention de la matière virulente qui, par son séjour entre le prépuce et le gland, irrite, enflamme, excorie, corrode ces parties, et y fait naître une infinité de maux, quelquefois même la gangrène, si le sujet se trouve dans des circonstances qui en augmentent l'inflammation, comme le frottement de ces parties, causé par les exercices à cheval, des courses forcées; alors l'inflammation étant portée au plus haut degré est bientôt suivie de gangrène, laquelle se manifeste par des taches noires qui se montrent au milieu de la partie rouge enflammée.

En général, un phimosis abandonné à lui-même, et sans traitement, peut avoir les suites les plus fâcheuses, et c'est le symptôme vénérien qui exige les plus prompts secours. Pour y remédier plus efficacement, on commence par appaiser l'inflammation avec des fomentations, des cataplasmes émolliens; on fait tremper la verge dans une eau de fleurs de mélilot, de camomille romaine, de serpolet et de racine de guimauve; ensuite on s'en sert pour faire des injections entre le prépuce et le gland; mais si les chancres, les brides avoient froncé le prépuce, au point d'intercepter le passage des urines et de ne pas permettre les injections, alors, sans attendre la gangrène qui certainement auroit lieu, des médecins conseillent une espèce de circoncision avec ménagement, ou, ce qui est mieux, on ouvre le prépuce dans sa longueur d'un coup de ciseau ou de bistouri; mais on n'en vient à cette extrémité que lorsque les autres moyens sont épuisés; il est même rare que cette opération soit nécessaire: je n'ai pas eu besoin de la pratiquer depuis vingt-sept à trente ans que j'exerce mon état dans cette partie. L'injection, les cataplasmes et l'usage intérieur des remèdes internes, suffisent pour débrider toutes ces parties et guérir le malade.

Du paraphimosis.

Le paraphimosis est un état du prépuce et du gland diamétralement opposé a celui du phimosis. Dans l'un il est impossible qu'il soit mis à découvert par le prépuce; dans celui-ci, il est impossible qu'il en soit couvert, quoique la même cause produise souvent l'un et l'autre, c'est-à-dire une traînée de chancres qui froncent les bords du prépuce. Dans le premier cas, le gland se trouve dedans celui-ci, il est à découvert et comme étranglé à la couronne; c'est encore un accident secondaire du virus, accompagné de douleur, de gonflement, d'extravasion de sucs, et qui exige les mêmes secours que le phimosis. Les suites sont quelquefois plus fâcheuses, parce qu'il est plus sujet à se terminer par la gangrène. On emploie pour le paraphimosis les mêmes secours que pour le phimosis, et lorsque l'étranglement et l'inflammation sont extrêmes, ne permettent pas les injections, on tâche de débrider les parties par toutes sortes de moyens. Lorsque les injections peuvent avoir lieu, on se conduit comme dans le phimosis, et les chancres ayant été mis à découvert, on les panse de la manière déjà indiquée précédemment, ou comme le phimosis. Nous mettons les malades à l'usage de notre liqueur, dont nous avons donné plusieurs recettes, après avoir préalablement purgé convenablement les malades.

Des cristallines.

La cristalline vénérienne est une vraie phlictène qui dépend du boursoufflement de la peau, surtout de l'épiderme qui se soulève par l'effet d'une sérosité âcre qui s'extravase entre ses tuniques. Son siége le plus ordinaire est à la peau du prépuce chez les hommes, aux nymphes chez les femmes, et aux environs de l'anus. C'est encore un symptôme secondaire qui accompagne le phimosis et les excoriations à la marge de l'anus; il annonce la plus violente action de la part du virus, et présage souvent les plus fâcheux accidens, puisqu'il est presque toujours le symptôme précurseur de la gangrène; mais si l'on parvient à modérer les accidens qui lui servent de foyer, la cristalline est bientôt affaissée et dissipée. Lorsqu'elle est placée de manière à intercepter le passage de quelque matière, il n'y a point d'inconvénient à la toucher avec la pierre infernale, ou tout autre caustique quelconque, elle s'affaisse aussitôt; mais ce n'est point attaquer la cause, voilà pourquoi il faut traiter les chancres ou ulcérations qui lui donnent lieu. Pour cela, on les met à découvert, et on les panse, soit avec une pommade mercurielle, ou toute autre, suivant la nature de la maladie ou l'état du malade. On purge le malade avec ℈xxv d'extrait de rhubarbe, et autant de jalap qu'on fait fondre dans un verre d'eau sucrée, avec

℥ij de sirop de chicorée, et que le malade prend en un trait le matin, à jeun, en buvant pendant l'effet purgatif de ces trois substances, ou du thé léger ou quelques verres de tisane légère. Le malade reprendra le lendemain cette purgation, soit en augmentant ou diminuant les doses suivant son effet; le troisième jour il passera à l'usage de notre eau antivénérienne, dont l'efficacité nous est connue depuis plus de vingt-cinq années, ou il prendra les pilules dont nous avons donné la formule aux chapitres précédens; ou si le malade a du dégoût pour les pilules, il peut faire usage du suivant.

Prenez terre foliée soluble hydrargyreuse gr. viij, sel d'oseille gr. x, extrait de rhubarbe, de jalap et de réglisse, de chaque gr. xxxij; mêlez le tout ensemble dans un mortier de verre avec ℥j de conserve de kinorrhodon, et divisez le tout en trente-deux parties égales, dont le malade prendra tous les jours la trentième partie dans un grand verre d'eau sucrée, ou dans un verre de thé léger, en buvant quelques minutes après quelques verres de thé ou de tisane. Ces deux recettes sont d'une efficacité reconnue pour détruire radicalement ces sortes de maladies, en y joignant tous les sept ou huit jours l'usage d'une purgation telle que celle dont nous donnons plus haut la recette. Nous observons, cependant, qu'il est prudent, avant de faire usage de tous ces médicamens, de consulter un médecin qui en doit seul diriger l'administration.

Des condylômes, verrues et poireaux vénériens.

Les condylômes, les verrues, les poireaux sont des excroissances de chair qui se manifestent principalement aux différentes parties de la génération et aux environs de l'anus; leur siége le plus ordinaire chez les hommes est au gland, au prépuce et à l'anus, et chez les femmes à la partie interne des grandes lèvres, au perinée et aux environs de l'anus. Suivant les formes que ces excroissances offrent, elles prennent différens noms, comme ceux de *poireaux*, de *choux-fleurs*, de *fics*, de *crètes-de-coqs*, etc. C'est presque toujours un symptôme primitif et local du mal vénérien. Les douleurs qui les accompagnent sont en général supportables et même légères; mais ces symptômes annoncent un virus qui prend fortement racine, et qu'on a quelquefois de la peine à détruire.

Cependant ils ne tardent pas à se flétrir lorsque les malades font usage des recettes que nous venons d'indiquer, et il est rare même qu'on soit obligé d'en venir à des opérations. Cependant j'ai été obligé quelquefois de toucher les petits poireaux qui occupent la couronne du gland avec partie égale d'orpin et de sabine en poudre. Quand ils sont dans le cas d'être liés, on fait la ligature avec un fil de soie en quatre doubles, le plus près de leur base, et ils disparoissent en moins de cinq semaines avec l'usage des remèdes que nous publions. Les verrues qui paroissent à différentes parties du corps sans cause apparente et chez un sujet vénérien, annoncent que les humeurs sont infectées du virus.

Des pustules vénériennes et de quelques autres vices psoriques de même nature.

Les pustules vénériennes sont de gros boutons rouges, durs, douloureux, dont la superficie se couvre d'une humeur purulente ou sanguinolente, de mauvaise qualité, et d'une croûte qui se renouvelle souvent sans amener la guérison. On distingue facilement ces pustules des autres boutons, par leur forme arrondie et par leur existence dure et un peu douloureuse; leurs bords ou environs sont rougeâtres, et le pus qu'elles rendent n'est jamais de bonne qualité. Il est quelquefois verdâtre; d'ailleurs, le sujet a toujours un teint pâle, jaune ou plombé. Ces sortes de pustules annoncent l'infection générale des humeurs, ou une division du virus qui s'est portée à la peau; elles n'exigent aucun traitement local, et j'ai remarqué que l'usage des remèdes que je viens d'indiquer les faisoient entièrement disparoître en vingt ou trente heures de temps.

Il en est de même des petites pustules qui prennent quelquefois la forme de gale, de dartres; elles n'exigent point de traitement local, et ne résistent pas au traitement que je viens d'indiquer.

J'ai eu plusieurs fois occasion de traiter des sujets qui avoient de ces pustules ci-dessus énoncées, répandues par tout le corps, et qui ont été guéris en très-peu de temps par notre méthode.

Des exostoses et de la carie vénérienne des os.

Les exostoses vénériennes sont des tubérosités ou tumeurs dures et douloureuses, formées sur la substance même de l'os. On ne peut les bien distinguer que sur les os qui ne sont recouverts que des tégumens ou des muscles qui ont peu d'épaisseur, comme aux os du crâne, du nez, au tibia, au sternum, aux clavicules, aux côtes et aux os maxillaires; on les présume ailleurs lorsque les douleurs sont fixes et profondes, et accompagnées d'insomnie. Elles sont dues à l'action du virus vénérien, qui agissant sur la substance même de l'os, soulève le périoste et irrite les nerfs qui s'y distribuent.

Lorsque les exostoses sont négligées, elles dégénèrent en carie, c'est-à-dire en ulcère des os, ou de leur substance, et peuvent produire tous les accidens qui accompagnent les caries ordinaires; mais elles durent long-temps avant de dégénérer en carie.

Les exostoses vénériennes qui résistent si long-temps au traitement par les frictions, cèdent assez promptement à l'usage de notre eau anti-vénérienne, et elle doit être préférée à tous les autres remèdes soit en pilules ou en extrait, en y joignant surtout l'usage d'une tisane faite avec ℥iij de salsepareille bouillie dans trois pintes réduites à une pinte et chopine, dont le malade en boit une partie le matin à jeun, et l'autre partie une heure ou deux avant de se mettre au lit. Les exostoses par ces moyens ne résistent pas au-delà de quarante jours sans être guéries, surtout observant de purger le malade tout les huit jours, soit avec gr. xv de diagrede et gr. xxv d'extr. de rhubarbe, et ℥ij de sirop de chicorée composé, ou, si on le préfère, avec gr. xviij d'extrait de follicule de séné, autant d'extrait de jalap et de rhubarbe, qu'on peut faire prendre au malade dans un loch d'amandes avec ℥ij de sirop de pommes. Tous ces médicamens sont peu dispendieux, faciles à prendre et purgent parfaitement bien tous les tempéramens sans faire éprouver ni coliques ni douleurs à ceux qui en font usage.

La terre folliée soluble hydrargyreuse dont nous avons donné différentes recettes sous diverses formes, s'obtient entièrement soluble dans l'eau, sans saveur stiptique, par une seule et même opération de la dissolution nitreuse hydrargyreuse, en y ajoutant l'acide et l'alkali végétal, avec surabondance d'acide. Dans cette opération, l'acide nitreux paroît abandonner le mer. pour s'unir en partie à l'alkali végétal et former une espèce de nitre, tandis que l'acide végétal, aidé d'une partie de l'acide nitreux se combine avec le mer. pour former la terre folliée soluble hydrargyreuse, qui se forme à la surface et au milieu, et à la manière de la crême de tartre. Mais pour obtenir ce sel parfaitement blanc et soluble, il faut que l'acide nitreux, employé à la première dissolution, soit extrêmement pur, sans quoi, il peut se former un précipité vert, par exemple, s'il a servi à la dissolution du cuivre, et alors le remède peut être d'un usage très-dangereux; 1°. Que le mer. soit bien pur et dépouillé de toute amalgame, surtout de celle du plomb et revivifié du cinnabre; 2°. Que les vaisseaux qu'on emploie soient bien propres; 3°. Que l'eau qui doit servir à la dissolution soit toujours distilée. Nous observons que cette préparation n'est ni le sel acéteux, ni le tartre mercuriel, ni la préparation de pressavin, ni de monet. Ce composé est si efficace pour détruire le vice radical vénérien, qu'une fois connu des médecins ils le choisiront de préférence à tout autre pour l'avantage de leurs malades; il peut être employé en voyageant et sans garder aucun régime extraordinaire, il suffit seulement de se priver de faire des excès en vin et liqueurs, et de ne point manger des choses de difficile digestion.

FIN.

Scriberem in his chartis quas offero, lector amice,
Ampliùs; at majora tibi non dicere possem.

www.ingramcontent.com/pod-product-compliance
Ingram Content Group UK Ltd.
Pitfield, Milton Keynes, MK11 3LW, UK
UKHW020242220726
13923UKWH00002B/780

9 782019 292720